JN225989

キーワードから展開するカンタン診断術！

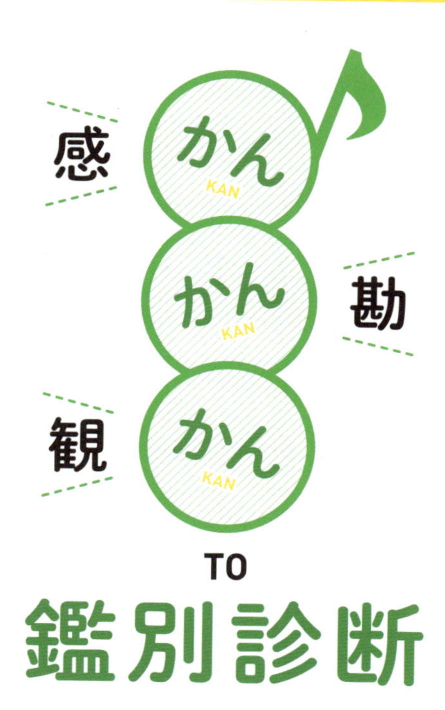

感かん 勘かん 観かん TO 鑑別診断

山中克郎／玉井道裕

金原出版株式会社

本書の使い方

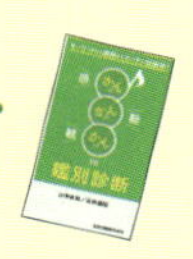

POINT 1

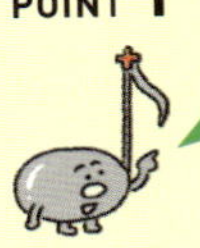

本書では症状から注目すべき重要な約100個の「キーワード」が示されています。次にその「キーワード」から連想される，いくつかの頻度が高い鑑別診断を挙げています。また診察で確認すべきポイントも書かれています。

POINT 2

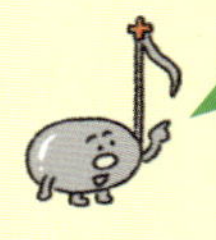

どのページから読み始めていただいても結構です。臨床の場で患者の話から「キーワード」を見つけたときに，辞書的に本書を調べることも可能です。鑑別診断が想起されていれば，必要な問診や検査はおのずと明らかになります。

POINT 3

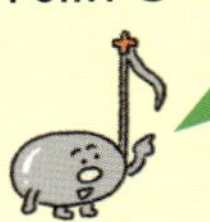

鑑別診断能力のさらなる向上を目指す意欲的な医師のために，巻末に「最重要」「重要」「知っているとかっこいい」の分類を試みました。この本には玉井道裕先生と私の日々の臨床経験から得た臨床の智慧が凝集されています。

まえがき

優秀な内科医は問診から80%の診断をつけるといわれます。医学教育に大きな貢献をしたカナダ人内科医William Osler(1849-1919)は次のように述べています。

> **If you listen carefully to the patient, they will tell you the diagnosis.**
> **患者の言葉に耳を傾けなさい。そうすれば自ずと診断は見えてくる。**

今世紀になって診断の助けとなる検査技術は大いに進歩しましたが，多くの臨床研究は詳細な病歴と身体診察だけで，85%の症例で診断は可能であることを示しています(MKSAP17 General Internal Medicine. 2015:40)。

最初の1分間で心をつかむ

重い症状をともなって来院する患者に対しては「大変でしたね」と心からの共感を持って接します。最初の1分間で患者の心をグッとつかむことが大切です。心が通わなければ重要な情報は聞きだせなくなります。笑顔，誠実，知性を持って対応することが大事です。

3分間は傾聴する

私は診断が上手になりたいと思い，何人かの優秀な内科医の診断プロセスを注意深く観察しました。そして彼らの多くが鑑別診断に必要な「キーワード」を問診や身体所見から見つけだし，鑑別診断を展開していくことに気がつきました。

原因疾患のリストが長すぎる「キーワード」は役に立ちません。たとえば,「倦怠感」はあてはまる疾患が多すぎて疾患を絞り込むことができません。3分間は患者の話にじっと耳を傾けながら, 診断のために重要な「キーワード」は何かを考えます。

攻める問診

問診は大切ですが, 患者の話をそのまま聞いているだけでは診断は絶対にできません。最初の3分間の問診で症状や既往歴を聞きながら, どこが責任病巣でどのような疾患の可能性が高いのか, 1〜2個の鑑別診断を頭に浮かべます。

3分過ぎたら患者の話なんか聞いてはいけません。目くらましとなる情報が増えるからです。問診や検査による情報が増えるほど, 診断により近づくと考えるのは間違いです。むしろ逆で, 情報が増えるほど診断に迷います。

多くの患者を診察する私たちには時間がありません。想起した鑑別診断の確証となる重要な情報をズバッと聞きこむ「攻める問診」が必要です。

AI(人工知能)は急速に進歩しています。AIが普及すれば, うっかりミスによる投薬間違いは激減し, 最新のガイドラインに基づいた標準的な治療がどこでも行われ, 医療水準は大きく向上すると思われます。

また, 自動運転技術により僻地に住む高齢者は病院に通いやすくなります。医師も自動運転の車に乗って，車内で文献を調べ，カルテ記載をしながら効率的に訪問診療を行うことができます。遠隔で診断や治療を行うことが普通になり，医師が病院に出勤する必要がない時代もすぐそこに来ているのかもしれません。

日本経済新聞（2018/1/13）の記事「AI時代の人間の働き方 直観養い誇りある決断を」（玄田有史）に小田原で親子３代80年以上にわたり寄宿生活塾を営む「はじめ塾」で大切にされてきた言葉「感，勘，観の３つのカン」が紹介されていました。五感を存分に発揮し，経験から勘どころを体得，その上で先を見通すための観を養う。すると子どもたちは，自然とのびのび育っていくというものです。

これはAI時代に必要な医師の心得にも通じるところがあると感じました。五感を十分に研ぎ澄まして，経験から鑑別診断に必要なキーワード（勘どころ）を探し出し，キーワードから可能性がある診断を展開します（先を見通す＝観）。

AI時代にこんなやり方はあわないと嗤うなら嗤ってください。出会いの瞬間を大切にし，3分間の問診に潜む「キーワード」から直感的に鑑別診断を想起することは，どのような時代でも医師に診断の重要なヒントを与えてくれることを私は信じています。

初夏を迎えた蓼科にて

諏訪中央病院
山中克郎

CONTENTS

Chapter 1
頻出！必ず覚えるべきキーワード

Chapter 2

緊急！考えるよりも動くキーワード

CONTENTS

Chapter 4

用心！入院患者のかかせないキーワード

CONTENTS

Chapter 5

上達! 知っておくと差がつく熟練のキーワード

Chapter 1

＼頻出!／

必ず覚えるべきキーワード

Point!

- 臨床で頻繁に遭遇する鑑別診断
- 日常診療から，“勘”を駆使してキーワードを見つけよう

KeyWord 001

ばち指

CHECK!

1. 間質性肺炎
2. 肺癌
3. 気管支拡張症
4. 肺膿瘍
5. チアノーゼを伴う先天性心疾患
6. 亜急性心内膜炎
7. 肝硬変
8. 炎症性腸疾患
9. 特発性

- ばち指の正確なメカニズムは明らかではない。肺の毛細血管が損傷したり右左シャントがあると，ばち指が起こりやすくなる。
- 血小板は骨髄で産生された後，大型の血小板として血液中に放出される。肺でのシャントや右左シャントがなければそれらの血小板増殖因子を伴う大型血小板は，肺でトラップされる。ところが右左シャントが存在すると左心系に大型血小板が流れ込み，それらが末梢の組織に送り出される。指は毛細血管が豊富なため，そこでトラップされた大型血小板が増殖因子を放出するため末梢の組織の増殖を起こし，ばち指になるという仮説がある。
- ばち指の簡単な診断法としては，両手の同じ指の背と背をくっつけ爪上皮の位置にダイヤモンドが見えれば正常である。ばち指ではダイヤモンドが消失する。また爪の根もとがやわらかくなるため，押すとポコポコとへこむ。
- COPD（閉塞性肺疾患）患者にばち指を見つけたら，肺癌を想起しなければならない。

参考文献
1）宮城征四郎，藤田次郎編著．呼吸器疾患診断 clinical Pearls，南江堂 2015:41.
2）McGee S.Evidence-Based Physical Diagnosis 4th edition，2018:239-483

KeyWord 002

手の皮がむける

CHECK!

1. 川崎病
2. 麻疹
3. トキシックショック症候群
4. 手足口病

- ブドウ球菌によるトキシックショック症候群やレンサ球菌によるトキシックショック様症候群では，感染後10日～2週間ほどしてすっかり全身状態がよくなった時期に手や足の皮がむけ，落屑を起こすことがある。
- トキシックショック症候群では血液培養はなかなか陽性に出ない。しかしトキシックショック症候群に典型的な臨床症状，すなわち発熱，紅斑，下痢，血圧低下がみられ，治癒の時期にこのような手の所見がみられればほぼ診断が確定する。

■ 手の皮膚炎

・**刺激性接触性皮膚炎**：刺激物が皮膚について起こる
・**アレルギー性接触皮膚炎**：ある物質にアレルギーを持つヒトの皮膚にその物質が接触することにより起こる遅延型アレルギー
・**汗疱状湿疹**：とてもかゆい
・**乾癬**：関節にカサカサの皮疹，爪にpittingや剥離を認める
・**手白癬**：両足と一方の手に起こる（two feet-one hand syndrome）

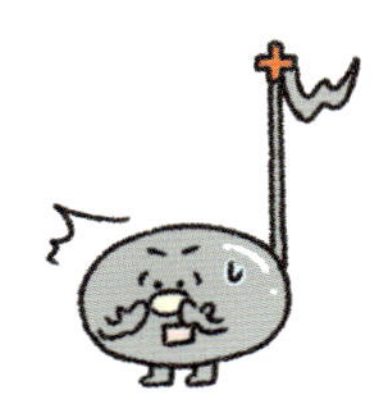

参考文献 MKSAP 16. Dermatology. Medical Knowledge Self-Assessment Program 16 Slp Edition. 2012：6-7.

KeyWord 003

Palpable purpura

CHECK!

1. 小血管の血管炎(ヘノッホ・シェーラインなど)
2. 感染症(髄膜炎菌菌血症, 播種性淋菌感染症, 細菌性心内膜炎)
3. 膠原病(全身性エリテマトーデス, 関節リウマチ)

- 紫斑はpalpableとnonpalpableに分類される。palpable purpura(盛り上がった紫斑)は鑑別すべき疾患が少ない。
- 小型血管炎が原因であることが多い。
- 軽症の場合や高齢者の場合の小型血管炎では, palpableにならないことがあるので注意する。
- SLE, 関節リウマチは血管炎を起こすことがある。
- 感染症の中には免疫反応によらない機序で, 血管壁が障害されpalpable purpuraとなるものもある。

■ Palpable purpura

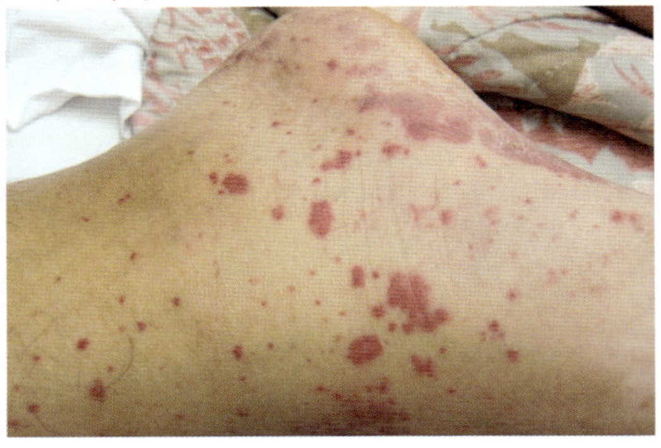

参考文献 Kathiresan S et al. Case records of the Massachusetts General Hospital. Case 14-2005. A 38-year-old man with fever and blurred vision. N Engl J Med. 2005;352(19):2003-12.

KeyWord 004

多形滲出性紅斑

CHECK!

1. 単純ヘルペスウイルス(最も多い)
2. マイコプラズマ
3. 帯状疱疹ウイルス
4. アデノウイルス
5. EBウイルス
6. サイトメガロウイルス
7. コクサッキーウイルス
8. パルボウイルス
9. HIV
10. サルモネラ
11. 結核
12. 薬剤(NSAIDs, 抗てんかん薬, 抗菌薬)

- 多形滲出性紅斑とは, 水疱, 丘疹, 斑などさまざまな病変を示す急性の紅斑である。ターゲット病変と呼ばれるリング状の紅斑が手や足に出現する。口腔内に潰瘍を起こすこともある。
- 重症型はStevens-Johnson症候群となる。
- 体表面積の30%以上が侵されると中毒性皮膚壊死症(TEN)と呼ばれる。原因と思われる薬剤をただちに中止することが重要である。

■ 多形滲出性紅斑

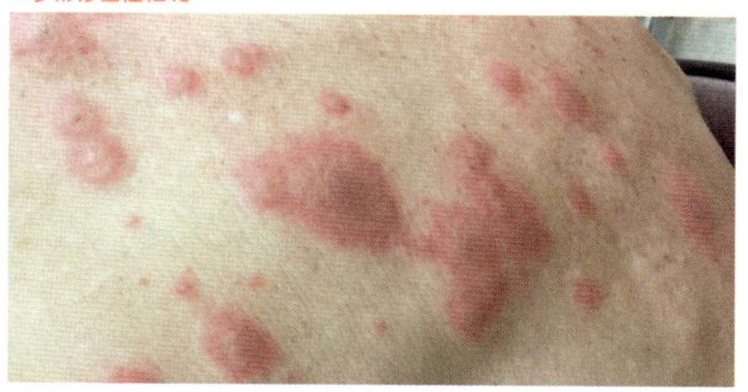

KeyWord 005

手足の皮疹

CHECK!

1. **性感染症：播種性淋菌感染症(DGI：disseminated gonococcal infection)，第2期梅毒，HIV**
2. **ウイルス：手足口病(コクサッキー，エンテロ)，麻疹，パルボ**
3. **細菌：髄膜炎菌，リケッチア，感染性心内膜炎，鼠咬症，TSS(toxic shock syndrome)**
4. **非感染性：掌蹠膿疱症，薬剤，多形滲出性紅斑，乾癬，反応性関節炎(膿漏性角皮症keratoderma blenorrhagica)，川崎病，GVH(graft versus host disease)**

- 手足に皮疹ができる疾患は限られている。これらの疾患を想定し，血液培養や必要と思われる検体の培養，性活動歴やシックコンタクトの聴取が大切になる。
- 致死的な疾患(髄膜炎菌血症，リケッチア，感染性心内膜炎，TSS：toxic shock syndrome)や感染を広げてしまうもの(淋菌，梅毒，HIV，麻しん)に注意する。
- 髄膜炎菌血症は皮下出血を起こす。副腎に出血を起こし，急性副腎不全となることがある(Waterhouse-Friderichsen症候群)。
- 手足口病はコクサッキーウイルス，またはエンテロウイルスにより夏に多く起こる。大人では子供のような水疱にならない。手足の皮膚が固くなり，とても痛がる。指の皮がむける。川崎病，麻疹，TSSも手の剥離がある。
- 反応性関節炎は膿漏性角皮症(keratoderma blenorrhagica)を起こすことがある(N Engl J Med 2008;358:2160)。

『Rash on palms & soles』

⇒考えかたは，見逃すと死んでしまうもの か 他に感染を広げてしまうもの か，治療できるもの か

⇒曝露はどこか？ 子ども，性行為，動物，薬，虫

STD

- 播種性淋菌症(DGI)…関節をチェック　けっこうひどい
- 梅毒(2期)…汚くて，時間が経ったものが多い
- 急性HIV…HTLV-1も考える

ウイルス

- 手足口病…手足口が痛い皮疹，ひじ・ひざ・臀部にも多い
  後遺症で爪がはがれる
  コクサッキー，エンテロetc. 大人もなりうる
  夏に流行
  大人の場合は，水疱にならない，手の皮が厚い，やたら痛いのが特徴
  感染症発生動向調査(IDWR)で流行を調べる
  小児科Drの話を聞くことも大事
  ↓
  脳炎や心筋炎を起こしやすいタイプのものがある。まれに死ぬ人がいる!!
- 麻疹，パルボ

細菌

- 髄膜炎菌…脾臓の有無，海外渡航歴の確認（←アフリカ中央部）
- リケッチア…日本紅斑熱，ツツガムシ
- 感染性心内膜炎
- 鼠咬症
- トキシックショック症候群(TSS)

非感染症

- 掌蹠膿疱症
- 薬剤，多形滲出性紅斑
- 乾癬，反応性関節炎
- 川崎病

KeyWord 006

全身の痛み

CHECK!

1. リウマチ性多発筋痛症(PMR:polymyalgia rheumatica)
2. 関節リウマチ(RA:rheumatoid arthritis)
3. 脊椎関節炎
4. 悪性腫瘍:MDS(myelodysplastic syndrome), 骨転移
5. 感染症:敗血症, 感染性心内膜炎, 化膿性脊椎炎, パルボウイルス感染症, 播種性淋菌感染症
6. 甲状腺機能低下症
7. パーキンソン病
8. 骨軟化症
9. 線維筋痛症
10. 薬剤:スタチン, シスプラチン, DPP-4阻害薬

- PMRでは朝の寝返りやベッドからの起き上がりが困難になる。比較的急に発症する。肩, 殿部, 大腿を中心とした滑液包炎による疼痛。50歳以上。発熱や体重減少を伴うこともある。
- 15%のPMR患者は側頭動脈炎を合併する。頭痛, 視力低下, 顎跛行を確認する。高熱があれば巨細胞性動脈炎の合併を疑う。
- ステロイドの効果があるものは, 1-3である。感染症ならステロイド投与により増悪するので注意が必要である。
- 脊椎関節炎はときとして心療内科に紹介を受ける患者がいる。なんとも言えないような全身の痛みを訴える。大腿後面の片側の痛みということもある。仙腸関節やアキレス腱踵骨付着部の圧痛を確認する。
- パルボウイルス感染症はりんご病を発症した子どもとの接触, 淋菌感染症はsexual activityを聴取する。

『あちこち痛い』

全身痛いと言われたら……？

コツとして…

①解剖を意識する → 全身にあるものを考える

- 皮膚
- 皮下組織
- 筋
- 腱(付着部)
- 滑液包
- 骨
- 血管

②神経を意識する

- 多発単神経炎(糖尿病，血管炎)
- Entrapment neuropathy

→ 末梢神経(髄鞘+) → dominantはどれ？ ・感覚 ・運動 ・自律神経

- 脊髄の中心がやられる(空洞症，中心性脊髄損傷)
- パーキンソン病

→ 中枢

- Small fiber neuropathy(シェーグレン症候群，アミロイドーシス，パラネオ，糖尿病，アルコール)
  - 触ってヘンな感じ
  - →アロディニア(異痛症)，パレステジア(錯感覚)，ジセステジア(知覚不全)
  - 反射は正常
  - 伝導速度も正常
- Erdheim-Chester disease，骨軟化症

③うつ

④薬

- スタチン
- シスプラチン

⑤代謝・内分泌

- 甲状腺機能低下症
- 骨軟化症
- 糖尿病

KeyWord 007

肩痛

CHECK!

1. Rotator cuff(回旋腱板)症候群
2. 上腕二頭筋長頭腱炎
3. 石灰沈着性腱板炎
4. 肩関節脱臼
5. 変形性関節症
6. 化膿性関節炎

- 外傷による骨折や脱臼, 石灰沈着性腱板炎, 変形性関節症を疑えばレントゲン写真で確認する。
- 肩が痛いというわりに, 肩に所見がないときはC5-6の神経根症を疑う。腱反射での左右差やinverted reflex(橈骨反射で肘の屈曲ではなく指の屈曲が出る, または上腕二頭筋反射で上腕三頭筋反射が出る)を見つけにいく。
- 肩が痛くなった後に肩周囲の筋肉が萎縮してきたら, 神経痛性筋萎縮症(Parsonage-Turner症候群)を疑う。
- 下記の①～③が陽性ならば, rotator cuff症候群である可能性が高い。Rotator cuffは肩甲骨と上腕骨を結ぶ4つの筋(棘上筋, 棘下筋, 小円筋, 肩甲下筋)で構成される。

①painful arc:肩を外転させ60°から120°で痛みが誘発される
　Neerテスト, Hawkinsテストも同様の目的で行われる
②筋力を確認:internal rotation lagテスト(肩甲下筋),
　external rotation lagテスト(棘上筋, 棘下筋), drop armテスト(棘上筋)
③external rotation resistanceテスト(棘下筋)

※下記参考文献にわかりやすい図あり

参考文献
Hermans J et al. Does this patient with shoulder pain have rotator cuff disease? The rational clinical examination systematic review. JAMA. 2013; 310(8):837-47

『肩関節』

構成する筋肉

- 三角筋
- 回旋筋腱板
  - 棘上筋
  - 棘下筋
  - 小円筋
  - 肩甲下筋

三角筋　　　　腱板

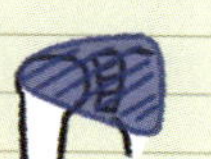

ここがグラグラ　＋　安定化させている

この2つがないと肩の挙上はできない

Rotator cuff

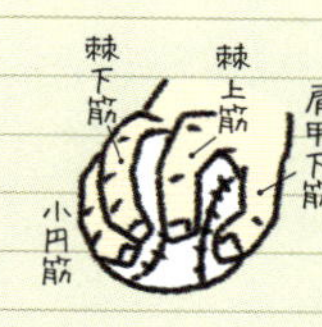

ボールを握っているような感じ

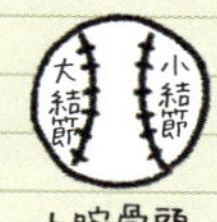

上腕骨頭
ボール

腱板の損傷をcheck!

- full can test
- empty can test ; 上腕二頭筋の代償がきかないので より腱板機能を反映する

↓

どちらか⊕で腱板の損傷

インピンジメントサイン

- 棘上筋が肩峰に衝突 (external impingement)

→その辺が狭いということ

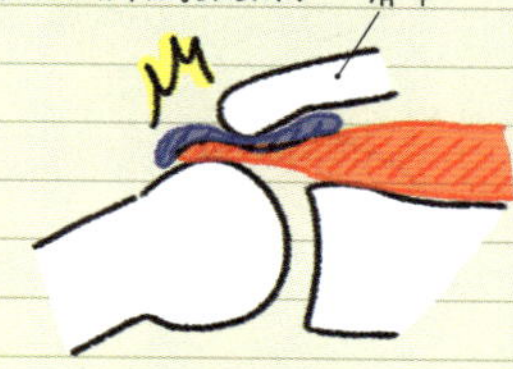

ローテーターカフ

③棘下筋 ②棘上筋 ①肩甲下筋

④小円筋

②～④は大結節に停止する

横から見た図

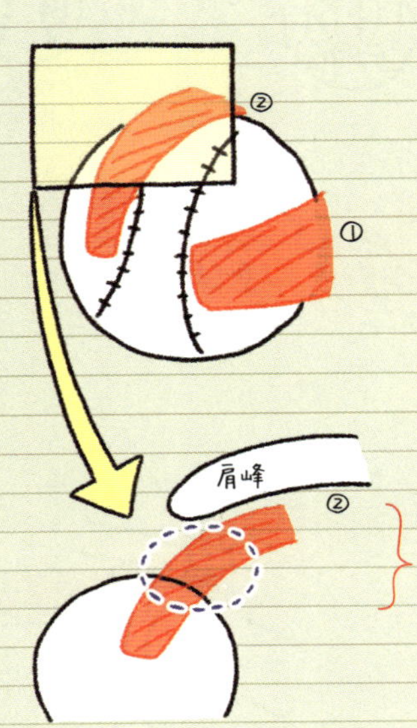

棘上筋は狭いトンネルを通るので腱板損傷を起こしやすい

インピンジメントが起こりやすい

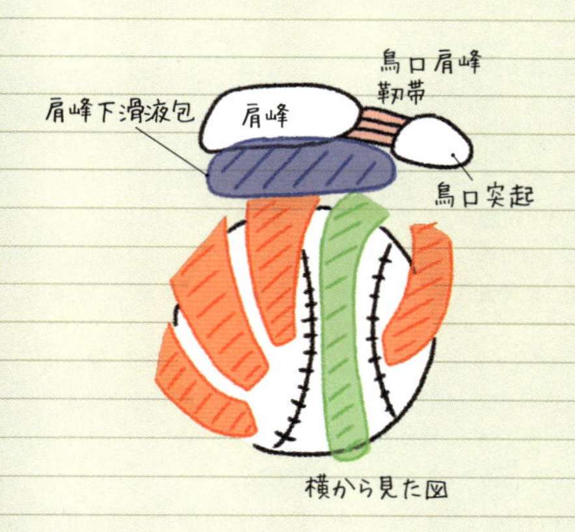

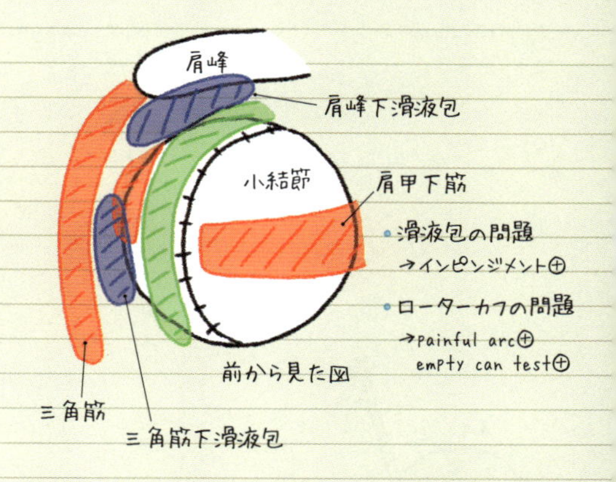

- 滑液包の問題
  →インピンジメント⊕
- ローターカフの問題
  →painful arc⊕
  empty can test⊕

KeyWord 008

筋肉がつる

CHECK!

1. **特発性（最も多い）**
2. **動脈性：末梢動脈疾患**
3. **静脈性：静脈不全，深部静脈血栓症**
4. **神経性：糖尿病，ビタミンB12／葉酸欠乏，頸椎症**
5. **筋原性：甲状腺ミオパチー，多発性筋炎／皮膚筋炎，ミトコンドリア病**
6. **その他：電解質異常，アルコール，薬剤性，透析患者，妊娠**

- 正常人でも熱中症，夜間，運動中によく起きる。多くの場合，原因は不明である。血管内脱水も原因のひとつと考えられている。
- 芍薬甘草湯が著効する。甘草含有量が多いので偽性アルドステロン症（血圧上昇，低カリウム血症）に注意する。
- 腓腹筋腫大があるときは，痛みがあるかないかで鑑別診断を絞り込む。
- 夜間のこむら返りの予防：ストレッチ，水分摂取，カフェインやアルコールを避ける。

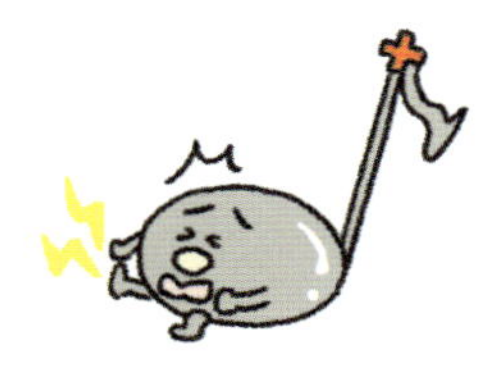

『筋クランプ』

⇒ 正常人でも熱中症，夜間，運動中によく起きる
→ 血管内脱水 → 甘草が入っている漢方が効く → Na貯留

動脈性

← 病歴と診察でわかる

- 末梢動脈疾患
  バージャー病

静脈性

← 下肢静脈エコーくらいしておく

- 静脈不全 ― よくある
- 深部静脈血栓症（DVT） ― 見逃したくない

神経性

← 線維束性収縮を探す

- VB12，葉酸，糖尿病
- 遺伝病
- Stiff-Person
- 椎間板ヘルニア
- ALS ― 見逃したくない
- チャネル病
- 頸椎症（脊柱管狭窄症）
- パーキンソン病
- 抗VGKC複合体抗体関連疾患（Isaacs症候群，Morvan症候群）

筋源性

← 血液検査でわかればラッキー

- 甲状腺ミオパチー
- 多発性筋炎／皮膚筋炎（PM／DM）
- ミオパチー

その他

筋に関わるすべてが原因となる

- 電解質：K，Ca，Mg，P
- 薬（利尿剤，抗がん剤）
- 肝硬変（LC）
- 脱水
- アルコール
- 尿毒症：慢性腎臓病（CKD），透析
- ホルモン：甲状腺，副腎不全
- 妊婦

◆動いていないのに筋肉がついてきたら……

運動してないのに
バリ
バリ
筋肉が
ついてきたんです
TV
モリッ

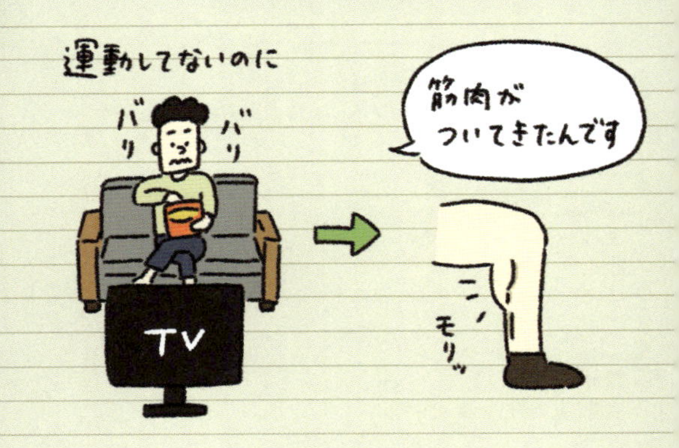

腓腹筋の腫大

- 仮性肥大
  - Duchenne型筋ジストロフィー
  - 甲状腺機能低下症
  - 筋サルコイドーシス
  - ランバート・イートイン症候群
- 痛みあり
  - 深部静脈血栓症（DVT）
  - ベーカー囊胞破裂
  - 筋肉内血腫・肉離れ

（痛みあり：エコーが大事）

【チェック】

- □ 痛みがあるかないかで大きく分かれる
- □ 痛みがなければ，仮性肥大の可能性あり。まずは甲状腺のチェック
- □ まれに成人発症するタイプの筋ジストロフィーあり。家族歴のチェック

※ランバート・イートン症候群は遠位筋が代償的にhypertrophyとなることがある

KeyWord 009

右下腹部痛

CHECK!

1. 急性虫垂炎
2. 憩室炎
3. 骨盤内腹膜炎
4. 感染性腸炎
5. 下部消化管穿孔(回盲部炎)
6. 前皮神経絞扼症候群(ACNES)

- 右下腹部痛では卵巣膿瘍茎捻転や卵巣癌, 尿路結石なども鑑別診断として挙げるが, とりわけ鑑別が難しいものは上記であろう。
- 急性虫垂炎は典型的にはまず心窩部, または臍周囲の痛みからはじまり, 数時間して食欲低下や嘔吐が起こる。さらに数時間して痛みは右の下腹部に移動し, 穿孔すると痛みがやわらぎ, その後発熱が生じる。圧痛部位McBurney点を中心として指一本の細長い圧痛部位を認める。腸腰筋徴候が陽性となったり, 直腸診で右の骨盤内腹膜に圧痛を認めることがある。3日間でかなり状態が悪くなる。
- 憩室炎では比較的限局した部位に圧痛とtapping painを認める。虫垂炎に比べて重症感が少なく, 食欲があるケースが多い。圧痛部位は小児手拳大である。
- 骨盤内腹膜炎は若い女性にみられ, 細菌性腟炎を合併していることが多いため, 帯下は黄色で匂いを伴うことがある。月経周期で8〜15日に起こり, 月経中の性行為はリスクを高める。Fitz-Hugh-Curtis症候群を伴う場合には, 右の上腹部に持続的で吸気時に増悪する痛みが生じる。
- カンピロバクター, エルシニア, サルモネラは回盲部に腸炎を起こすために, 右の下腹部痛を生じる。カンピロバクターは鶏肉の摂取の有無を訊くのがよい。スーパーマーケットで市販されている鶏肉の約50%はカンピロバクターに感染している。潜伏期は2〜10日である。カンピロバクター感染症の10%は頭痛, 発熱などのインフルエンザ様症状から発症する。水様性の下痢を伴うこともあるが, 下痢, 血便の前に強い腹痛を訴えて来院することが多い。

- 下部消化管穿孔は症状が強く，重症感がある。高齢者の排便後の急速な下腹部痛ではS状結腸穿孔を考慮する。腸間膜に塞がれ，腹膜炎の症状がすぐに出ないこともあるため，経時的にフォローすることが大切である。
- カーネット徴候が陽性なら前皮神経絞扼症候群（ACNES: anterior cutaneous nerve entrapment syndrome）の可能性を考える。
- 虫垂炎の診断に最近，超音波検査が行われることが多い。部位の同定は簡単である。痛みが最強の所の下に虫垂炎があることが多い。筆者はエコー下McBurneyと呼んでいる。

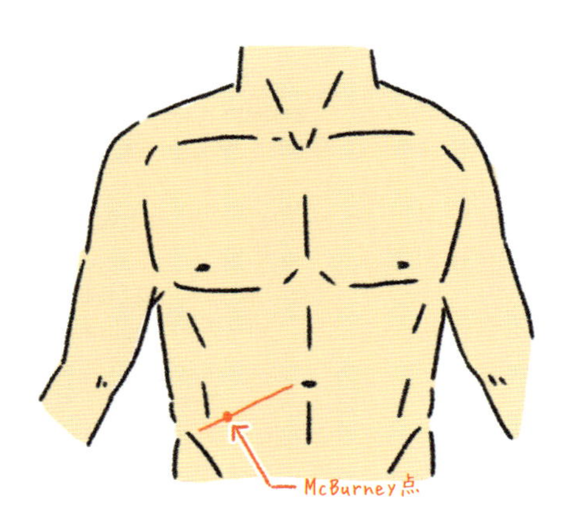

column 01

急性感染性下痢症の原因

① ノロウイルス

② 細菌：
サルモネラ，カンピロバクター，腸管出血性大腸菌（O157），腸管毒素原性大腸菌，ビブリオ，エルシニア，*Clostridium difficile*

③ ランブル鞭毛虫

- 宿主の免疫が正常ならば上記の鑑別をまず考える。
- 冬の嘔吐下痢症で救急室にくる患者の大部分は，ノロウイルス感染症である。手洗いをしっかりしなければ，容易にうつるため注意が必要である。
- カンピロバクターは最も多い食中毒の原因である。5～6月と秋にピークがある。鶏肉の半分は汚染されているため，鶏肉を手で扱い調理したり，十分に火の通っていない鶏肉を食べる場合には注意が必要である。1万人に1人程度であるが，カンピロバクター感染症の2カ月後にGuillain-Barré症候群を起こすことでも有名である。
- 旅行者下痢症の原因は腸管毒素原性大腸菌が多い。
- *Clostridium difficile*関連腸炎は入院患者に非常に多く，再発が多いのが特徴である。感染を防ぐために十分な手洗いが大切である。
- ランブル鞭毛虫による下痢はキャンプや旅行での生水摂取による。

参考文献 DuPont HL. Acute Infectious Diarrhea in Immunocom Petent Adults. N Engl J Med 2014;370(16):1532-40

KeyWord 010

殿部痛

CHECK!

1. 帯状疱疹
2. 上殿皮神経絞扼
3. 梨状筋症候群
4. L4 - L5椎間板ヘルニア
5. 仙腸関節炎
6. 腸骨骨折
7. 閉鎖孔ヘルニア

- 解剖を意識して，どの層（皮膚，皮神経，筋肉，坐骨神経，骨）の疼痛かを把握する。
- 坐骨神経痛は「ゴミ箱診断」である。梨状筋症候群，椎間板ヘルニア，筋肉内血腫，仙腸関節炎，閉鎖孔ヘルニア，内腸骨動脈瘤が原因で坐骨神経は圧迫される。原因を探ることが重要。
- **仙腸関節炎の診断**：仙腸関節の圧痛，Patrickテスト，Gaenslenテスト。股関節・仙腸関節に疼痛があれば陽性。
- SRL（straight leg raising）は特異度が低い（感度85%，特異度52%）。Bragardテスト，cross SLR，Fajersztajnテストを行う。

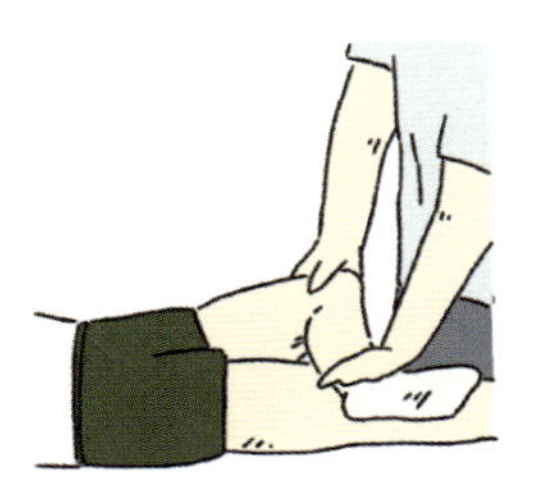

Patrickテスト

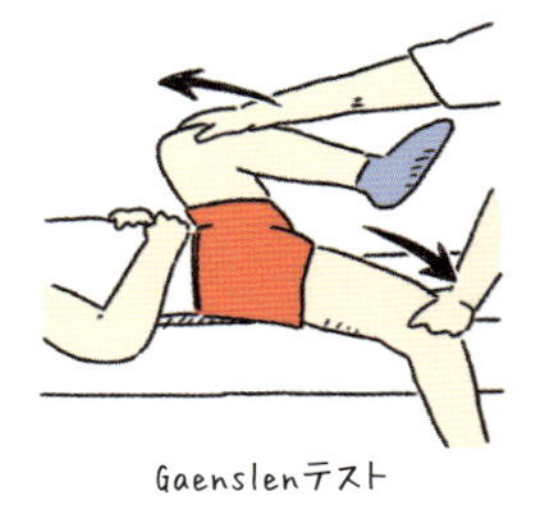

Gaenslenテスト

『殿部痛』

⇒やっぱり大事なのは解剖

表面

- 皮膚：帯状疱疹
- 皮神経：上殿皮神経のエントラップメント
- 脂肪：脂肪腫，肉腫
- 筋肉：梨状筋症候群，筋肉内血腫（筋注，ブロック後，出血傾向）
- 坐骨神経（L4〜S3）：坐骨神経痛，L4〜L5椎間板ヘルニア
- 仙腸関節：化膿性（特に小児），脊椎関節炎
  - 急性：reactive
  - 慢性：炎症性腸疾患，強直性脊椎炎，乾癬

↓

深部

- 腸骨：骨折，マルク後，転倒後

放散

- 閉鎖神経：閉鎖孔ヘルニア（Howship-Romberg sign）

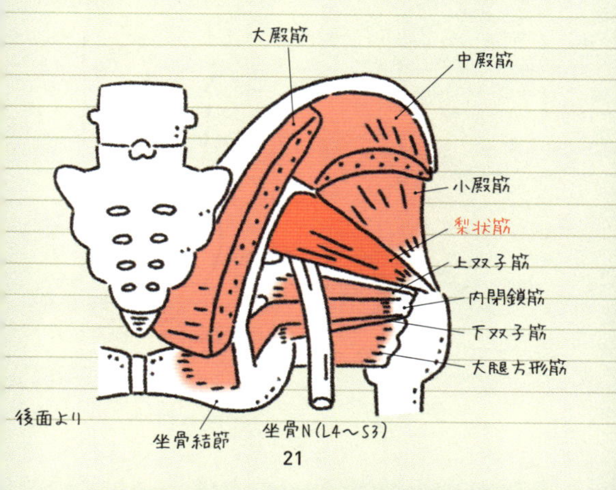

『坐骨神経痛は診断名ではなく，症候群』

⇒ 腹痛の胃腸炎と同じく殿部痛に坐骨神経痛はゴミ箱診断である

⇒ 仙腸関節炎があるかを見極める

⇒ 一番痛いところがどこかを探す

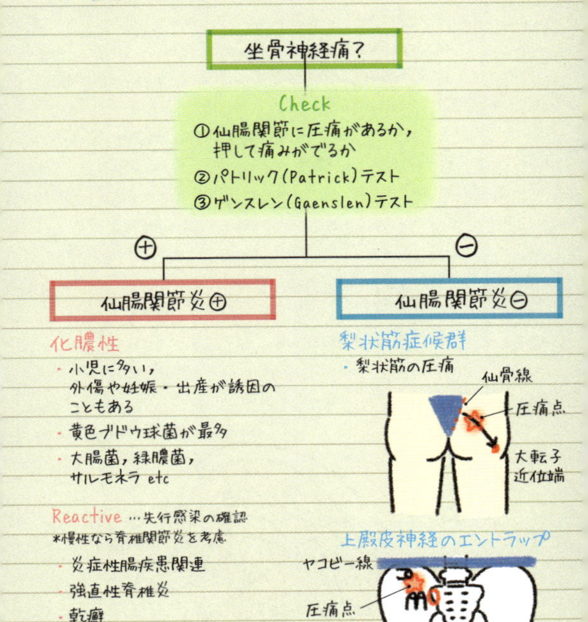

ヤコビー線より1横指尾側

血腫

・注射後，外傷後
→ 硬いしこりを触れる

Chapter 1

『坐骨神経痛の診察』

〈SLRテスト〉

SLR陽性は特異度が低い

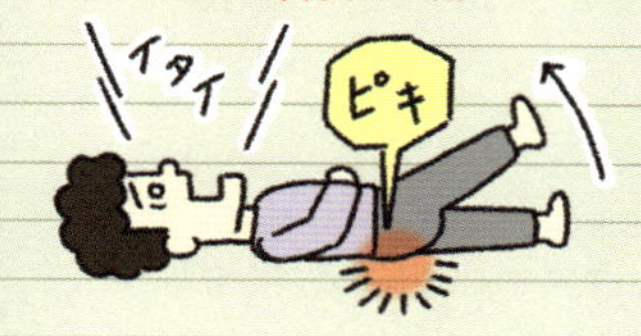

腰椎椎間板ヘルニアの坐骨神経に対して感度85%，特異度52%

理由

- 角度があいまい
- 痛みの部位があいまい
  何を陽性とするか定義がない
- 股関節疾患も⊕になる

SLRとラセーグの違い

SLR⊕

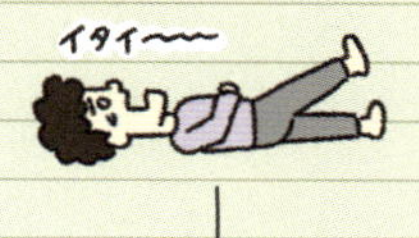

ラセーグ⊕

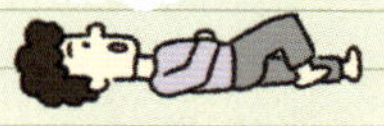

SLR⊕とラセーグ⊕は同義ではない

ラセーグ⊕とは，SLR⊕の後に膝を屈曲して，かかとをおしりの方にずらして股関節を屈曲させて痛みが軽減されれば⊕

- 体が硬い人も⊕になる

補完テスト

Bragardテスト

痛がる位置より少し下げる
→疼痛消失
足首を背屈させると痛みが出る

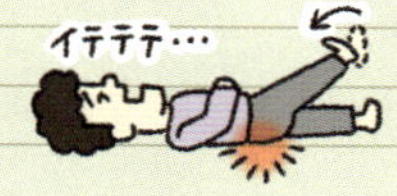

Cross SLR

反対側をあげても痛がる
感度29%
特異度88%

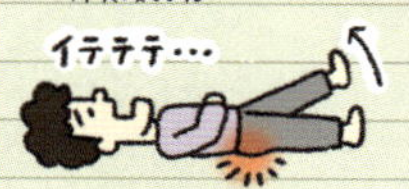

Fajersztajnテスト

反対側をあげて，足関節を背屈させる

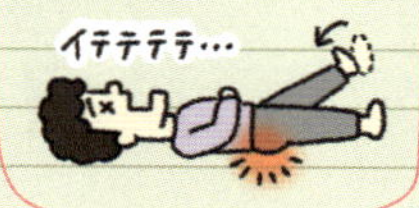

KeyWord 011

首下がり症候群

CHECK!

1. **原発性：限局性頸部伸展性ミオパチー**
2. **二次性：甲状腺機能低下症，多系統萎縮症，パーキンソン病，重症筋無力症，多発筋炎，低カリウム血症，薬剤性**

- 高齢者で首が下がりうつむきになっている人をよく見かけるであろう。原因は頸部伸筋群の筋力低下やパーキンソン病や頸部ジストニアに伴う頸部屈筋群の強収縮が原因といわれている。
- 歯車様固縮，鉛管様固縮，安静時振戦，症状の日内変動，筋力の低下を身体所見でチェックする。
- 甲状腺機能をTSHで調べる。
- DPP4阻害薬，コルヒチン，ステロイド，キノロン系抗菌薬，ドパミン作動薬でも首下がりが起こることがある。

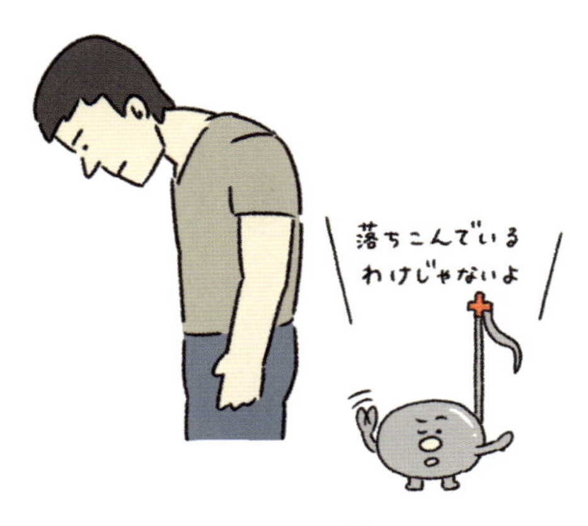

Dupuytren 拘縮

CHECK!

1. 喫煙
2. アルコール
3. 糖尿病
4. てんかん
5. 家族性

- 手のひらをこすると第4指, 第5指の手掌腱膜が肥厚し, 拘縮している人がいる。これをDupuytren拘縮と呼ぶ。まっすぐに指を伸ばすことができなくなり, 指は屈曲した状態のままとなる。
- 50歳以上の男性に多く, 原因は不明である。上記の生活歴や病態がリスクファクターとなる。

手の筋萎縮

- 手の筋萎縮のパターンも鑑別診断に役立つ。
- 頸椎症では第1背側骨間筋(C8支配)は萎縮するが, 短母指外転筋(T1支配)は萎縮しない。
- 筋萎縮性側索硬化症(ALS)では第1背側骨間筋と短母指外転筋の両方が萎縮する。また上肢の筋萎縮は上腕二頭筋にも及ぶ。

参考文献
DeGowin's Diagnostic Examination 10th edition.Dupuytren contracture, 2015
安藤哲朗. 頸椎症の診察. 臨床神経学. 2012;52(7):469-79

column 02

▶ALS 診察のポイント

❶ **腱反射**：脳幹（下顎反射亢進），頸髄（上肢の腱反射亢進），胸髄（腹壁反射消失），腰仙髄（Babinski反射陽性）→上位運動ニューロン障害

❷ **筋萎縮**：遠位筋が萎縮しやすい。Split handが特徴。短母指外転筋（APB：abductor pollicis brevis）と第1背側骨間筋（FDI：first dorsal interosseous）には著明な萎縮があるが，小指外転筋（ADM：abductor digiti minimi）は保たれる→下位運動ニューロン障害

❸ **Fasciculation**（線維束性収縮）：筋繊維が多い上腕，大胸筋，大腿四頭筋，顔面に刺激を与えて注意深く観察する→下位運動ニューロン障害

❹ **よくある症状**：体重減少，体がピクつく，体がつる

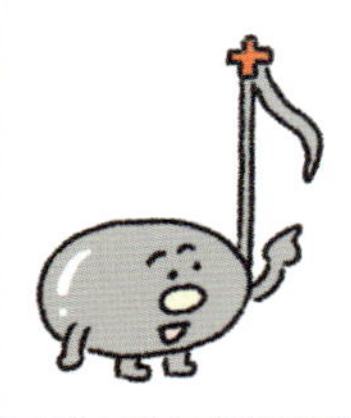

〜ポイント〜

普段とらない腱反射をとる（上位運動ニューロン）

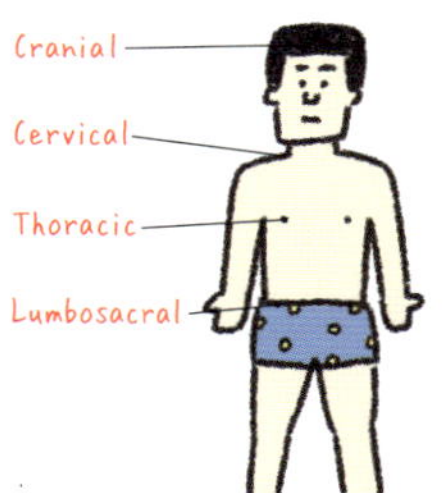

- 下顎反射，
- 頭後屈反射
- 眼輪筋，口輪筋反射
- 大胸筋，三角筋
- 腹直筋反射
（お腹を触りながら，腹直筋をたたく）
- 腹壁反射消失

4つの部位を意識して診察

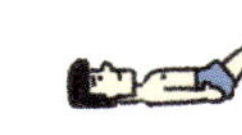

足を曲げた状態で吸気→呼気になった直後に

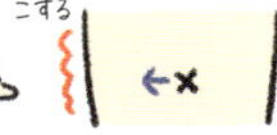

外側からこすると臍が刺激側に移動する

筋萎縮とfasciculationを探す（下位運動ニューロン）

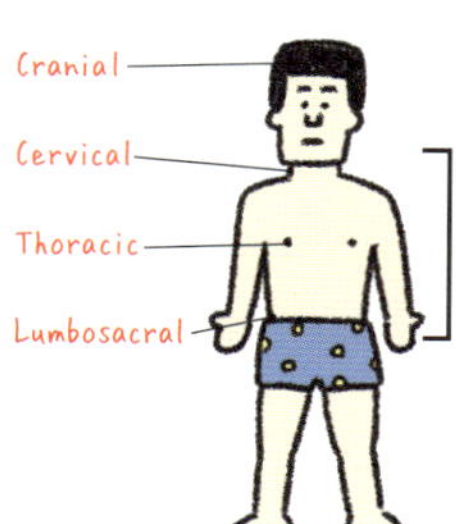

- 線維束性収縮はエコーで探す

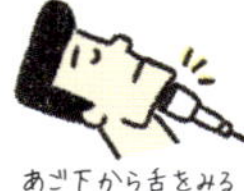

あご下から舌をみる

- 体幹の筋はCTで評価することもある
- 筋萎縮とMMT（徒手筋力検査）が乖離しているときは注意

ROS（review of systems）を訊く

- 体重減少 ⟶ 体重が減っていないのはatypical
- 足をよくつる。足以外の場所がつる

KeyWord 013

手をついて転倒骨折

CHECK!

1. 橈骨遠位端骨折(Colles骨折)
2. 舟状骨骨折
3. 上腕骨顆上骨折
4. 橈骨小頭/頸部骨折
5. 月状骨(周囲)脱臼

- 手関節を背屈位にした状態で手のひらをついて転倒し，救急室を訪れる子どもや高齢者がたくさんいる。このような場合に起こる典型的な骨折は，FOOSH(fall on out-streched hand)と呼ばれる。
- Colles骨折は高齢者に非常に多くみられる骨折である。フォーク状に手が変形する。
- 舟状骨骨折は診断が難しいことがある。受傷時の写真では骨折が明らかでないことも多い。scaphoid view(手関節を尺屈位にし，軽度背屈)という特別なレントゲン撮影法が必要となる。
  見逃すと血流支配の関係から偽関節になり，痛みが残ることがある。snuff box(嗅ぎたばこ窩)の圧痛，母指長軸方向に圧迫した際の圧痛，舟状骨結節の圧痛が身体所見として重要である。
- 上腕骨顆上骨折や橈骨頭骨折は肘関節側面の写真でposterior fat pad signがあるかどうかに注意する。関節周囲に出血がある場合には，肘関節後方でposterior fat pad signがみられる。
  前方のfat padは正常でもときにみられる。子どもで上腕骨顆上骨折を見逃すと，正中神経麻痺や血管障害によりフォルクマン拘縮を起こすことがあるため要注意である。
- 月状骨(周囲)脱臼は正面レントゲン写真では月状骨と舟状骨の間に隙間がみられ(Terry Thomas sign)，側面では月状骨と有頭骨の位置がずれる(Spilled tea cup sign)。

参考文献
仲田和正.「FOOSH! 手をついて転んだ!」の巻 上肢編, 画像読影道場. 総合診療. 2017;27(5):637-41.

薬が原因の失神

CHECK!

1. QT延長症候群を起こすもの
   抗不整脈薬，マクロライド系抗菌薬(クラリスロマイシン)，
   抗真菌薬(フルコナゾール，イトリコナゾール)，
   三環系抗うつ薬，抗アレルギー薬
2. 起立性低血圧を起こすもの
   α遮断薬，降圧薬，利尿薬，硝酸薬，パーキンソン病治療薬，
   睡眠薬，抗うつ薬，抗不安薬，抗精神病薬，
3. 徐脈を起こすもの
   β遮断薬，ジギタリス，Ca拮抗薬

- 高齢者はポリファーマシー(5種類以上の薬を内服)となっていることが多い。薬剤が副作用を起こしていないかは常にチェックする。
- QT延長は致死的な心室性不整脈(torsades de pointes)を起こすことがある。薬以外の失神では，電解質異常(低カリウム血症，低マグネシウム血症)，中枢神経系疾患(くも膜下出血，頭蓋内出血)，甲状腺機能低下症に注意する。

■ 徐脈を起こす薬剤 ABCD

A：Anti-Histamine(抗ヒスタミン薬)
B：Beta-brocker(β遮断薬)
C：Calcium channel blocker(Ca拮抗薬)
D：Digoxin(ジゴキシン)

KeyWord 015

多発神経炎

CHECK!

1. 糖尿病
2. ビタミンB12欠乏症(銅欠乏)
3. アルコール多飲
4. Guillain-Barré症候群
5. 薬剤, 重金属
6. 腫瘍随伴症候群
7. 尿毒症
8. Charcot-Marie-Tooth病
9. Sjögren症候群
10. アミロイドーシス
11. HIV感染症
12. 血管炎
13. 多発性骨髄腫
14. 重症疾患多発ニューロパシー(critical illness polyneuropathy)

- 多発神経炎は長い神経から左右対称に障害を受けるため, 両足の先端から徐々にしびれが上行し, 膝のあたりまでしびれが広がってくると, 今度は両側の指がしびれてくる。手のしびれが肘の方まで広がると, その次に長い神経である肋間神経が障害を受け, 前胸部のあたりにしびれを感じる。さらにしびれが側胸部にまで進行すると, 頭頂部や鼻の先がしびれてくる。
- 年齢とともに頻度は上昇し, 80歳以上では31%に多発神経炎がある。原因は不明(46%), 糖尿病(31%), ビタミンB12欠乏(14%)であった[1]。高齢者の多発神経炎は, ふらつき, 転倒, 疼痛による不眠を起こす。
- 急性発症では, ビタミンB12欠乏症, Guillain-Barré症候群, 腫瘍随伴症候群, 血管炎を考えなければならない。
- 診察の方法を含めた優れた総説がある[2]。

参考文献

1) Hanewinckel R et al. Prevalence of polyneuropathy in the general middle-aged and elderly population. Neurology. 2016;87:1892-98.
2) Callaghan BC et al. Distal Symmetric Polyneuropathy:A Review. JAMA. 2015;314(20):2172-81.

『アルコールを飲んだ後のしびれ』

⇒ まずは頸髄症の否定を

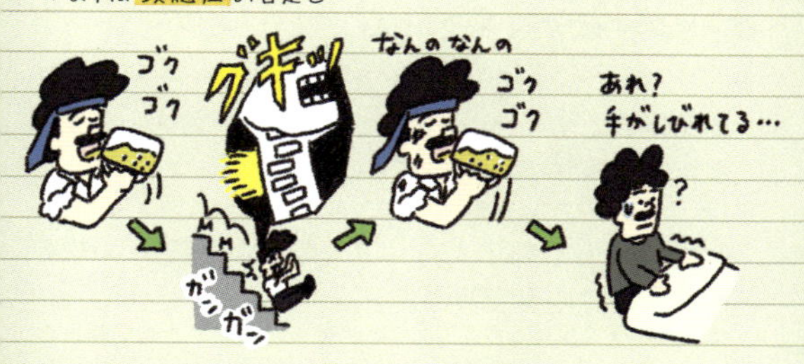

実は前から……

→ でも，急に来ることもある

- ビタミンB1；足が多い。四肢脱力も起こす
- ビタミンB12；手に急にくることがある！ 脱力を起こす
- 葉酸；四肢のしびれ
- ビタミンB6；しびれ，口内炎
- ビタミンB3(ナイアシン)；いわゆるペラグラ，
  皮膚をよくみる
- アルコール性ニューロパチー

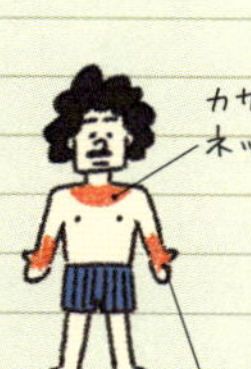

翌日，起きたら……

- 周期性四肢麻痺；甲状腺機能亢進症のcheck
- 低血糖；背景に肝硬変があると特に
  →背景に原発性アルドステロン症があると特に
- 頸髄症；前日に実は転んでいるかも
  →背景に頸椎症やDISH(びまん性特発性脊椎骨増殖症)があると特に

column 03

薬剤熱を起こしやすい薬

1. **βラクタム系抗菌薬**
2. **抗てんかん薬：フェニトイン，フェノバルビタール**
3. **利尿薬：サイアザイド系，フロセミド**

- 疑わしければ，すべての薬剤を中止または類似の効果をもつ別の種類の薬に置き換えて経過を観察してみるのがよい。
- 1年以上使用している薬剤によっても薬剤熱は起こると考えられている。中止して代謝物がすべて排泄されれば，薬剤熱はおさまる。通常は3〜4日で解熱する。
- サプリメントを薬剤と考えていない患者もいるので，十分な薬歴の聴取が必要である。

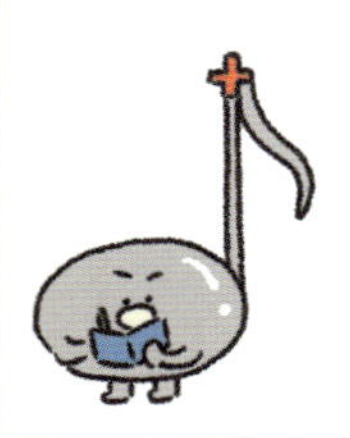

KeyWord 016

せん妄の原因

CHECK!

1. 薬剤：
   ベンゾジアゼピン系薬, 抗てんかん薬,
   抗パーキンソン病薬, 抗うつ薬, 抗精神病薬, H_2ブロッカー,
   ステロイド, 抗菌薬, NSAIDs, 抗ヒスタミン薬など,
   アルコール離脱, ベンゾジアゼピン離脱
2. 中枢神経疾患：
   脳卒中, 頭部外傷, 非けいれん性てんかん発作
3. 代謝性疾患：
   電解質異常(高/低ナトリウム, 高カルシウム), 高血糖/低血糖,
   低酸素, 高CO_2, 臓器不全(心不全, 腎不全, 肝不全),
   内分泌疾患(甲状腺機能亢進症/低下, 副甲状腺機能亢進症,
   クッシング症候群, 副腎不全),
   栄養障害(ビタミンB1/B12欠乏, ペラグラ)
4. 心血管系疾患：心筋梗塞, 高血圧緊急症
5. 感染症：髄膜炎, 脳炎, 敗血症
6. 環境：ICU入室

- せん妄とは急性(数時間～数日)に起こった日内変動を伴う意識変容発作のことである。症状として記憶障害, 見当識障害, 幻覚, 妄想を起こす。
- 錯乱や鎮静を生じる低活動型せん妄はよく見逃されている病態で予後が悪い。せん妄と判断する前にまず意識障害としての鑑別が重要である。
- 65歳以上の入院患者の約30%にせん妄がみられる。救急室では低血糖, 低酸素血症, 急性心筋梗塞, ビタミンB1/B12欠乏症, 電解質異常などの治療可能な疾患がないか注意する。

参考文献 American College of Physicians. MKSAP17. Neurology. 2015.p47

KeyWord 017

認知症の原因疾患

CHECK!

1. アルツハイマー病
2. レビー小体型認知症
3. 前頭側頭認知症
4. 血管性認知症
5. クロイツフェルト・ヤコブ病
6. ハンチントン病
7. ミトコンドリア病

- 認知症患者では治療可能な原因があるかどうかをまず考える(表1)。
- **アルツハイマー病**:患者はいつもニコニコしていることが多く,徐々に進行する。最初は記憶障害や言葉を見つけることが難しくなり,次に場所の見当識障害や失行が起こる。
- **レビー小体型認知症**:パーキンソン症状と幻視が特徴的である。薬剤過敏のため非定型精神病薬で症状の悪化が認められる。
- **前頭側頭型認知症**:人格や行動に変化が及び,脱抑制や無関心,共感の欠如,口愛過度(不適切な対象を口に運ぼうとする状態),繰り返す行動,実行機能低下が特徴である。
- **血管性認知症**:歩行障害,転倒,頻尿と脳梗塞の既往がある。
- **クロイツフェルト・ヤコブ病**:急速に認知症が進行し,9カ月ほどで死亡する。
- **ハンチントン病**:30歳ほどで発症し,強迫神経症,躁病,実行機能低下からはじまる。常染色体優性遺伝である。
- **ミトコンドリア病**:いくつかの特徴的な症状があり,低身長や心臓伝導障害,糖尿病,網膜異常,難聴が認められる。
- すべての認知症患者にはうつ病のスクリーニングとビタミンB12,TSH,RPR,頭部CT検査が必要である。
- 急性または亜急性に進行している認知症では,治療可能な認知症かどうかをrule outすることが重要である。急速に進行する認知症の鑑別診断としては表2の疾患がある。

表1 治療可能な認知症

- ビタミンB1欠乏症(Wernicke-Korsakoff症候群)
- ビタミンB12欠乏症
- 甲状腺機能低下症
- 正常圧水頭症
- 肝性脳症
- 尿毒症
- 神経梅毒
- 結核性髄膜炎
- 慢性硬膜下血腫
- うつ病
- 高齢者てんかん
- 薬物中毒
- アルコール依存症

表2 急速に進行する認知症

- クロイツフェルト・ヤコブ病
- ウイルス脳炎
- 中枢神経血管炎
- 腫瘍随伴症候群
- 自己免疫性脳症
  (抗NMDA受容体脳炎, 抗VGKC複合体抗体脳炎, 橋本脳症)

参考文献

1) Miller BL, Dickerson BC, Lucente DE, et al. Case records of the Massachusetts General Hospital. Case 9-2015. A 31-year-old man with personality changes and progressive neurologic decline. N Engl J Med. 2015;372(12):1151-62.

2) 仲田和正:Series:Non-Alzheimer's dementia I:前頭側頭型認知症, http://www.nishiizu.gr.jp/intro/conference/h27/conference-27_15.pdf

KeyWord 018

パーキンソン症状を起こす疾患

CHECK!

1. パーキンソン病
2. 進行性核上性麻痺
3. 多系統萎縮症
4. 大脳皮質基底核変性症
5. 脳血管性パーキンソニズム
6. 薬剤性パーキンソニズム

（2.〜6.：パーキンソン症候群）

- パーキンソン症状はさまざまな徴候から診断する。
- 薬剤性パーキンソニズムは頻度が高い。ドパミンレセプターをブロックするようなメトクロプラミド(プリンペラン®)，プロクロルペラジン(ノバミン®)，ハロペリドール(セレネース®)などの薬剤によって起こる。メトクロプラミド常用量の投与は高齢者にはかなり危険である。
- 多発性ラクナ梗塞後に脳血管性パーキンソニズムを起こすことがある。下肢に症状が強い。
- **進行性核上性麻痺**：下方への眼球運動障害や後方への転倒，頸部の後屈が特徴的である。
- **多系統萎縮症**：起立性低血圧，排尿障害，便秘を含む自律神経障害や小脳失調症状が目立つ。
- **大脳皮質基底核変性症**：非対称的な症状や拮抗性失行，他人の手徴候が特徴である。
- パーキンソニズムの特徴はT：tremor(振戦)，R：rigidity(固縮)，A：akinesia(無動)，P：postural instability(姿勢反射)。
- **安静時振戦**：4-6Hz。指で丸薬を丸め，踵で床を打つ動き。片側の手や足から始まり，N字型または逆N字型に進行する。
- **固縮**：上肢は歯車を回転するときのようなカクカクとした抵抗あり(歯車現象)。他側の指で数字をカウントさせると，固縮がわかりやすくなる(フロマンの固化徴候)。下肢は伸展屈曲時に抵抗を感じる(鉛管様固縮)。
- **無動**：仮面様顔貌，唾液がこぼれる(嚥下しない)。

- **姿勢保持障害**：push & releaseテスト（患者の後ろから両肩甲骨部に手を当て，寄りかかってもらう。手を急に離し，3歩以内に立ち直ることができるかを調べる）が陽性となる。
- **斜め兆候**：ベッドで斜めに寝ている，体を斜めに傾けて座る。
- **Myerson徴候**：眉間を繰り返し叩打しても瞬目が持続。
- **歩行**：やや前傾姿勢，すくみ足，小刻み，すり足，加速歩行，前方突進現象，腕をふらない。
- 方向転換では，まるで銅像が回転するように回る。トイレなどの狭い空間での動作が非常に難しくなる。
- 手を叩いてリズムをつける，床に一定の間隔で線が引いてあると歩きやすくなる。
- 逆ハの字型のすり足歩行なら，脳血管性パーキンソニズムや正常圧水頭症を疑う。
- 非運動症状（嗅覚異常，レム睡眠行動異常，うつ，起立性低血圧，便秘）は運動症状の数年前から出現する。

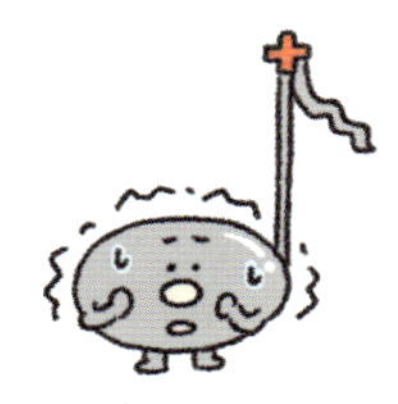

『パーキンソニズム』

⇒ 非運動性症状で見つかることは，まずない
⇒ 運動症状（TRAP）をみてはじめて気づく
⇒ TRAPにはTRAP（わな）がある

さかのぼって聴取すること

T：tremor　振戦

- 4-6Hzの安静時
- 動作で軽減（高度だと減弱なし）
- 姿勢時で潜時あり（約10秒）
- 下顎，舌，下肢にもみられる

← ～わな～ 本態性振戦
- 姿勢時すぐ出る
- 精神的負荷で悪化
- 家族歴
- イヤイヤ，ウンウンの首の動き

R：rigidity

- ULead pipe（鉛管様）
- 歯車様 ← 振戦のリズム
- 誘発性：反射側の手で指ポチポチ 計算させる
- 体幹，首，足も固縮

← ～わな～ ゲーゲンハルテン（抵抗症）
- 前頭葉障害
- 力が入ってしまう
- ほかに気をそらすことが大事

A：akinesia　無動

- まばたきが少ない
- 目を見開く，仮面様
- 抑揚なし，ジェスチャーなし

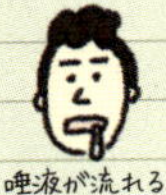

← ～わな～ うつ　甲状腺機能低下　アパシー

P：postural instability

- 腕ふりなし
- つぎ足
- 小刻み，すくみ足
- Push試験，Pull試験

つぎ足

← ～わな～ 他のパーキニズムを呈するもの
- PSP
- MSA
- CBD
- DLB
- NPH
- 脳血管
- drug

（NPH・脳血管・drug：足メイン）

『パーキンソン病』

◆ やられるのは末梢から

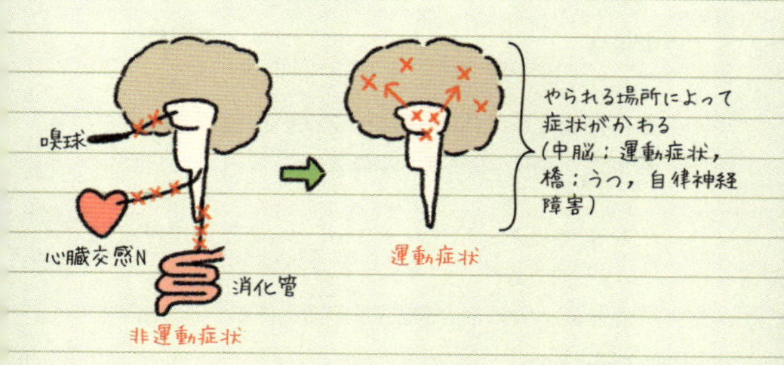

◆ 運動症状は氷山の一角

特徴的な non-motor symptoms

S：sleep disorder …… レム睡眠行動異常症(RBD)
C：constipation ……… 便秘
O：olfactory deficit ‥ 嗅覚障害
D：depression ………… うつ

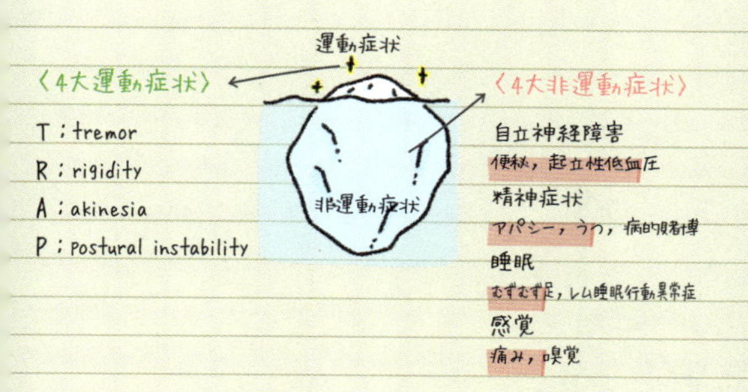

KeyWord 019

しゃっくり（吃逆）

CHECK!

1. 逆流性食道炎
2. 咽頭炎
3. 胃拡張
4. アルコール
5. 中枢神経疾患：脳卒中，脳炎，頭部外傷，脳腫瘍
6. 横隔膜下膿瘍，横隔膜ヘルニア

- 吃逆とは，横隔膜のミオクローヌスのことである。発症の正確なメカニズムは不明である。
- 逆流性食道炎，タバコや炭酸飲料，咽頭炎はその咽頭粘膜を刺激し吃逆を起こす。
- 横隔神経を刺激するような胃拡張や横隔膜下膿瘍も吃逆の原因となる。
- アルコールや脳血管障害は吃逆の抑制を阻害する。

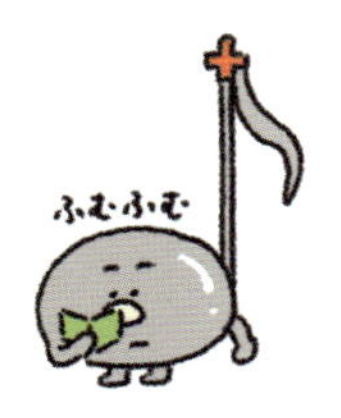

神経の病変は難治になりやすい

- MS
- MND
- ワレンベルグsyn
- 脳腫瘍

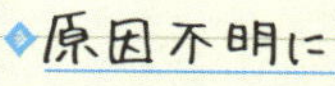

原因不明になりがち

- GERD
- 喫煙
- アルコール

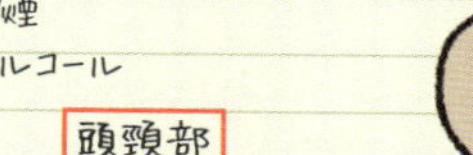

Critical

- 大A解離
- ACS
- 肺塞栓

有名

- 横隔膜下膿瘍

column 04

女性化乳房

1. 薬剤
2. 性腺機能低下症
3. 慢性疾患：肝硬変，慢性腎疾患
4. 内分泌疾患：プロラクチン血症，末端肥大症，甲状腺機能亢進症，クッシング症候群
5. 肥満や加齢
6. エストロゲン産生腫瘍
7. hCG産生腫瘍

- 女性化乳房を起こす薬剤の種類はかなり多い。日常診療ではスピロノラクトンが原因となることが多い。
- 肝硬変に伴う女性化乳房も多くみられる。エストロゲンの肝での代謝障害による。
- 女性化乳房が片側性ならば悪性腫瘍を疑う。徐々に進行する症状を有しないものなら特別な精査は不要である。

女性化乳房を起こす薬剤リスト

前立腺肥大治療薬
育毛薬
H_2レセプターブロッカー
スピロノラクトン
ジゴキシン
カルシウム拮抗薬
ACE阻害薬
抗ウイルス薬
三環系抗うつ薬
SSRI
アルコール

参考文献 | American College of Physicians. MKSAP 17 Endocrinology and Metabolism. 2015, p60

KeyWord 020

心房細動の原因疾患

CHECK!

1. 甲状腺機能亢進症
2. 心筋梗塞
3. 心不全
4. リウマチ性僧帽弁狭窄症
5. 心臓手術
6. 肺塞栓
7. 睡眠時無呼吸症候群
8. 高血圧

- 心房細動の診断は容易である。心電図で絶対性の不整脈を見つければよい。大事なことは心房細動を起こす原因となっている疾患を調べることである。基礎疾患の治療により心房細動を抑えることができるかもしれない。
- 福井大学の寺澤秀一先生は研修医時代に指導医から心房細動の原因疾患を10個述べるように質問され，原因疾患を考える重要性を悟られたと講義されていた。
- 上記以外に重症感染症，COPD，心筋炎も原因となる。

参考文献 ‖ MKSAP 17 Cardiovascular Medicine.2015:55-8.

column 05

急性心筋梗塞のリスク

1. 脂質異常(50%以上の原因)
2. 喫煙
3. ストレス
4. 糖尿病
5. 高血圧
6. 肥満
7. アルコール
8. 運動不足
9. 食事(果物や野菜不足)

- 急性心筋梗塞発症リスクの50%は脂質異常症である。
- 上記9つの修正可能なリスクファクターは90%以上の急性心筋梗塞のリスクとなっている。

参考文献

American College of Physicans. MKSAP 17 Cardiovascular Medicine, pp164-165

Yusuf S et al:Effect of potentially modifiable risk factors associated with myocardial infarction in 52 countries(the INTERHEART study): case-control study. Lancet 364:937-952, 2004

KeyWord 021

Platypnea

CHECK!

1. 卵円孔を介しての右左シャント
2. 肝硬変に伴う肝肺症候群
3. 肺の動静脈奇形

- Platypneaとは起座呼吸と反対に，座位になると呼吸困難が増悪し，臥位で呼吸が楽になる病態をいう。これは右左シャントの存在を示唆している。肺塞栓症や心嚢水が貯留していると，右心系の圧が高まり卵円孔を介して右左シャントが起こる。
- 肝硬変では下方の肺の血管拡張により右左シャントが増大する。これを肝肺症候群と呼ぶ。
- オスラー病とも呼ばれる遺伝性出血性末梢血管拡張症では，肺や脳，肝臓に動静脈奇形がある。時としてそれが破裂して致命的な経過をとる。常染色体優性遺伝で鼻出血をよく起こす。口唇，口腔に多発性の末梢血管拡張が認められる。
- シャントの証明には撹拌した生理食塩水を用いたコントラスト心エコーが有効である。末梢静脈から投与したbubbleが1心拍で左房に出現したら心内シャント，3〜8心拍で左房に出現したら肺内シャントを示唆する。

参考文献

1) Rodriguez-Roisin R et al. Hepatopulmonary syndrome--a liver-induced lung vascular disorder. N Engl J Med. 2008;358(22):2378-87.
2) McGee S. Evidence-Based Physical Diagnosis, 4th Edition, 2018:155.

KeyWord 022

下部消化管出血

CHECK!

1. 憩室炎（30～65%）
2. 虚血性腸炎（5～20%）
3. 痔（5～20%）
4. 大腸ポリープおよび大腸癌（2～15%）
5. 血管拡張（5～10%）
6. ポリペクトミー後の出血（2～7%）
7. 炎症性腸疾患（3～5%）
8. 感染性腸炎（2～5%）
9. 宿便性潰瘍（0～5%）
10. 結腸・直腸の静脈瘤（0～3%）
11. 放射線直腸障害（0～2%）
12. NSAIDsによる腸炎（0～2%）
13. Dieulafoy病変（まれ）

- 便に血が混じる，または下血を訴えて来院する患者は多い。冠動脈ステント留置後に2種類の抗血小板薬を飲む患者も多くなった。
- 上部消化管出血があれば致死的となるので，まず胃カメラで上部消化管出血を除外したのちに，大腸カメラで出血を起こしている部位を確認することが重要である。心血管イベントの一次予防でアスピリンを用いられている場合には中止する。心血管系疾患二次予防の場合には，そのまま継続する。
- 2種類の抗血小板薬を飲んでいる場合には，アスピリン以外の抗血小板薬は一時的に中止し1～7日後に再開する。ただし，冠動脈ステント留置30日以内や，acute coronary syndrome（ACS：急性冠症候群）発症90日以内の場合には，2種類の抗血小板薬を継続することが重要である。
- 明らかに血液と思われるような血便の場合にはO157感染症，赤痢菌属（*shigella*）による腸炎を想起する。

参考文献
Gralnek IM et al. Acute lower gastrointestinal bleeding. N Engl J Med 2017; 376: 1054-1063

夜間頻尿

CHECK!

1. 加齢
2. 心不全
3. 慢性腎臓病(CKD)
4. 自律神経異常:パーキンソン病
5. 過活動膀胱
6. 前立腺肥大症
7. 多尿:糖尿病, 尿崩症, 心因性多飲
8. 睡眠時無呼吸症候群

- 日内変動により若者では夜間の抗利尿ホルモン(ADH)の分泌が高まるが, 高齢者ではそのような分泌の日内変化がないため夜間に頻尿となる。
- 心不全ではサードスペースに液体が貯留する。臥位になると, サードスペースから液体が血管内に戻るために頻尿となる。
- 食事によって摂取された溶質(尿素, ナトリウム, カリウム)は食後に尿から排出される。通常は, 夜には溶質の排出は減るが, 慢性腎臓病により溶質排出に異常があると夜間頻尿が起こる。

参考文献 ‖ 青木芳隆ほか. 高齢者夜間頻尿の病態と対処. 日老医誌. 2013;50:434-9

KeyWord 024

性感染症

CHECK!

1. 梅毒
2. 淋病
3. HIV
4. クラミジア
5. ヘルペス
6. 軟性下疳
7. 鼠径リンパ肉芽腫
8. 鼠径部肉芽腫

- 梅毒, 淋病, HIVはプライマリケア外来でよく遭遇する。
- A型肝炎やB型肝炎陽性も性感染症を示唆する。性感染症ではひとつの疾患を持っているだけではないことも多い。パートナーの治療も同時に行うことが重要である。
- **第1期梅毒(潜伏期3週間)**:接触部位の陰部, 肛門, 咽頭に硬性下疳(無痛性の潰瘍)。
- **第2期梅毒**:下疳の後, 4〜10週間で手掌・足底の皮疹, リンパ節腫脹。
- **第3期梅毒**:神経梅毒, 心血管梅毒, ゴム腫。
- **淋病**:尿道炎, 子宮頸管炎, 骨盤内炎症性疾患(PID), 前立腺炎, 咽頭炎, 肝周囲炎, 単関節炎を起こす。半分の患者ではクラミジアを合併しているため, クラミジアの治療も同時に行う。
- **クラミジア**:90%の患者は無症状。
- **ヘルペス**:有痛性潰瘍, リンパ節腫大。

参考文献 岡秀昭:感染症プラチナマニュアル2017, メディカル・サイエンス・インターナショナル, 2017:260-6.

KeyWord 025

潜伏期が10日以内の輸入感染症

CHECK!

1. デング熱／チクングニア熱
2. レプトスピラ症
3. ウイルス性出血熱
4. 旅行者下痢症
5. リケッチア症
6. インフルエンザ

- 輸入感染症は渡航地, 潜伏期, 曝露歴に注意すると, かなり鑑別診断が絞られる。渡航地でどのような感染症が問題になっているのかは厚生労働省の「FORTH」(http://www.forth.go.jp/) やCDCのホームページから調べることができる。
- 潜伏期が中程度(11～21日間)の輸入感染症, 長い(30日以上)輸入感染症についても表3のように整理して覚えておくとよい。
- 性感染症の潜伏期についても淋菌2～7日間, クラミジア1～2週間, 梅毒3週間, B型肝炎1～2カ月と整理しておく。
- マラリア, デング熱, チクングニア熱は蚊によって, 腸チフスは食べ物や水によって, レプトスピラは淡水への曝露によって感染する。

表3 輸入感染症の潜伏期

中程度(11-21日間)	長い(>30日間)
マラリア	マラリア
レプトスピラ症	結核
腸チフス・パラチフス	ウイルス肝炎(A,B,C,E)
麻疹	急性HIV感染症
ブルセラ症	住血吸虫症
トキソプラズマ症	フィラリア症
Q熱	アメーバ肝膿瘍

参考文献
1) Spira AM. Assessment of travellers who return home ill. Lancet. 2003;361(9367):1459-69.
2) 忽那賢志. 渡航後の発熱. Fever. 金原出版, 2015:243-51.

KeyWord 026

好酸球増加

CHECK!

1. 薬剤：抗菌薬, NSAIDs, アロプリノールなど
2. 固形腫瘍：腺がん
3. 血液腫瘍：白血病, 悪性リンパ腫
4. 気管支喘息
5. 好酸球性血管浮腫
6. 好酸球性多発血管炎性肉芽腫症（Churg-Strauss症候群）
7. 好酸球性肺炎
8. アトピー性皮膚炎
9. 寄生虫感染症

- 好酸球増多では, 好酸球≧1500/μLになる。
- 好酸球増加により臓器障害（心臓, 肺, 消化器）が生じる場合, 好酸球増多症（hypereosinophilic syndrome：HES）と呼ぶ。
- HESではまず急性骨髄性白血病と全身性肥満細胞腫（皮疹, 消化管症状, 血清トリプターゼ>20ng/mL）の評価を行う。
- 骨髄増殖性HESはFIP1L1-PDGFRαキメラ遺伝子検索で診断する。
- **overlap HES**：単一臓器のみの障害。好酸球性肺炎, 好酸球性食道炎, 好酸球性胃腸炎, 好酸球性心筋炎があてはまる。
- 糞線虫や回虫（イヌ, ネコ）などの寄生虫感染が原因のこともある。診断にはSRLの寄生虫抗体スクリーニング検査を提出する。
- 好酸球増多がヒントとなり, 副腎不全や結核の診断がつくこともある。

参考文献 高岸勝繁. ホスピタリストのための内科診療フローチャート　専門的対応が求められる疾患の診療の流れとエビデンス. 2016:526-31.

KeyWord 027

眼瞼下垂

Chapter 1

CHECK!

1. **動眼神経麻痺**
2. **ホルネル症候群**
3. **重症筋無力症**
4. **腱膜性眼瞼下垂症**

- 眼瞼下垂の鑑別には瞳孔の大きさが大切である。動眼神経麻痺では，眼瞼下垂を起こした側の瞳孔は散瞳し，対光反射が消失している。このような患者を救急室で診察しているときには，すぐにIC-PC，すなわち内頸動脈後交通動脈分岐部の動脈瘤を想起しなければならない。CT検査や脳血管外科への迅速なコンサルテーションが必要となる。
- ホルネル症候群の3徴は①瞼裂の狭小化，②同側顔面の発汗低下，③縮瞳である。したがって，ホルネル症候群は正確には眼瞼下垂ではなく，瞼裂が細くなっている。これは交感神経が支配する眼周囲のミュラー筋が障害されるためである。また縮瞳を病側に起こしているため，診察室の照明を暗くして正常側の瞳孔を散瞳させ，患側の縮瞳をより明らかにするのが診断のコツである。
- 重症筋無力症を疑った場合には，日内変動による症状の悪化を訊かなければならない。眼瞼にアイスパックを当てて，その後筋力が回復するかどうかをみる（アイスパックテスト）。
- 腱膜性眼瞼下垂症は，加齢や白内障手術，ハードコンタクト着用が原因で起こる。まぶたを頻回にこすっても，腱膜が伸びてしまい眼瞼下垂となる。多くは両側に起こる。

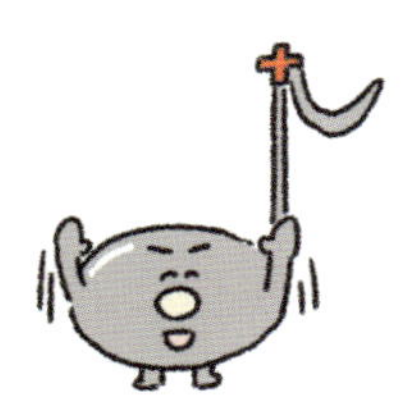

Chapter 2

＼緊急！／

考えるよりも動くキーワード

Point!

- 迷っている暇はない！ 即座にワークアップをしよう！
- 鑑別診断のマネジメントを，現場ですぐに取り出せるように"完"全記憶すべし！

KeyWord 028

意識障害＋高熱＋頻脈＋高血圧

CHECK!

1. **セロトニン症候群**
2. **悪性症候群**
3. **離脱症候群：アルコール，ベンゾジアゼピン**
4. **甲状腺クリーゼ**
5. **熱中症**
6. **アンフェタミン中毒**

- セロトニン症候群はSSRI（選択的セロトニン再取り込み阻害薬）やドパミン作動薬を開始または変更後24時間以内に発症する。せん妄，けいれん，散瞳，振戦，腱反射亢進，クローヌス，下痢が起こる[1)]。悪性症候群との鑑別は難しいが，腱反射亢進やクローヌスがあれば，悪性症候群ではなくセロトニン症候群である。
- アルコール離脱症候群が重症になると蛇や虫などの幻視，幻聴，錯乱，頻脈，血圧上昇を起こす。これを振戦せん妄（delirium tremens）という。断酒後48〜96時間で出現する。
- 尿中薬物簡易スクリーニングキット（triage DOA®）は，ベンゾジアゼピン，バルビツール，三環系抗うつ薬，アンフェタミンの検出が可能である。感度，特異度の面ではいくつかの問題点があるので，結果の解釈には注意を要する。

参考文献
1) Boyer EW et al. The serotonin syndrome. N Engl J Med. 2005;352(11):1112-20.

KeyWord 029

徐脈＋ショック

CHECK!

1. 徐脈性不整脈
2. 高カリウム血症
3. 甲状腺機能低下症
4. 副腎不全
5. 血管迷走神経反射
6. 薬剤性：カルシウム拮抗薬，βブロッカー，ジゴキシンなど
7. 低体温
8. 脊髄損傷

Chapter 2

- 「徐脈＋ショック」は救急室でよく遭遇する病態である。
- 現病歴，薬剤歴，心電図，血液検査（カリウム，TSH，コルチゾール，ACTH）が鑑別診断に重要である。
- **神経原性ショック（neurogenic shock）**：血液分布異常性ショック（distributive shock）の1つで，脳や上位胸椎より高位の脊髄損傷のため自律神経系に異常をきたし，末梢血管抵抗を減少させ，血圧が低下する。
- **脊髄ショック（spinal shock）**：横断性の脊髄損傷により障害レベル以下の筋トーヌスが低下する。弛緩性麻痺，感覚障害，膀胱・直腸障害，腱反射消失，持続性勃起症を起こす。バイタルサインに変化はない。神経原性ショックとよく混同される。

■ VF AED ONという覚え方もある

V：vasovagal reflex
F：freezing
A：acute myocardial infarction（AMI）（右室梗塞，下壁梗塞），
　Adams-Stokes syndrome, acidosis
E：endocrine, electrolyte
D：drug
O：oxygen
N：neurogenic

KeyWord 030

排便中・排便後に急変

CHECK!

1. S状結腸穿孔
2. 肺塞栓
3. 下部消化管出血
4. 大動脈瘤破裂
5. 迷走神経反射(状況性失神)
6. 起立性低血圧

- 高齢者が排便中または排便後に急変し，救急室を受診することがある。
- バイタルサインを確認し，ショック状態であれば，どのタイプのショックなのかを考える(表1)。
- 排便時に腹圧がかかりS状結腸が穿孔を起こしたり，大動脈が破裂する危険性がある。何をしているときに急変したかを問診し，突然発症の病歴を確かめる。
- 長時間座位になって急に立ち上がる場合，消化管出血やパーキンソン症候群に伴う自律神経障害があれば，起立性低血圧が起こりうる。

表1 ショックの分類

ショックのタイプ	鑑別のポイント	主な原因
血液分布異常性ショック	手足が温かい	敗血症，アナフィラキシー
循環血液量減少性ショック	頸静脈の虚脱	出血，脱水
閉塞性ショック	頸静脈が怒張	肺塞栓，心タンポナーデ，緊張性気胸
心原性ショック	頸静脈が怒張	不整脈，心筋梗塞

column 06

急性発症の病気

1. Torsion, Tear：捻じれる，裂ける
2. Rupture：破裂
3. Obstruction：詰まる
4. Perforation：穿孔

＊急性発症する病気はTROPの頭文字で覚える

- 突然発症の病気かどうかを問診によって攻めることは非常に大切である。突然発症では重大な血管が障害をうけるケースが多い。たとえばくも膜下出血や肺塞栓症がその分類に入る。
- 重要な血管の障害は致死的である。したがってこれらを素早く診断し，治療を行うことが重要である。
- 「その症状が出現した時に何をしていたのですか」と質問する。明確に答えることができれば突然発症である。

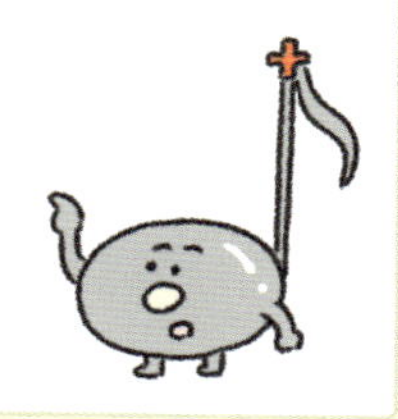

KeyWord 031

脳梗塞もどき：stroke mimic

CHECK!

1. 痙攣
2. 片頭痛
3. 低血糖
4. 脳腫瘍
5. 脳炎
6. 脳膿瘍
7. 多発性硬化症
8. 可逆性白質脳症
   (posterior reversible encephalopathy syndrome：PRES)

- 脳梗塞の典型的な発症経過や，画像所見〔拡散強調画像(DW1)で高信号，ADC-mapで低信号〕に一致しないときは，脳梗塞以外の疾患を想起することが重要である。
- 脳梗塞には3回だまされる。①画像評価前の低血糖，②MRIでDW1高信号でもADC-map高信号ならPRES，③DW1高信号，ADC-map低信号でも脳腫瘍や脳膿瘍のことがある。

column 07

球マヒ vs 偽性球マヒ

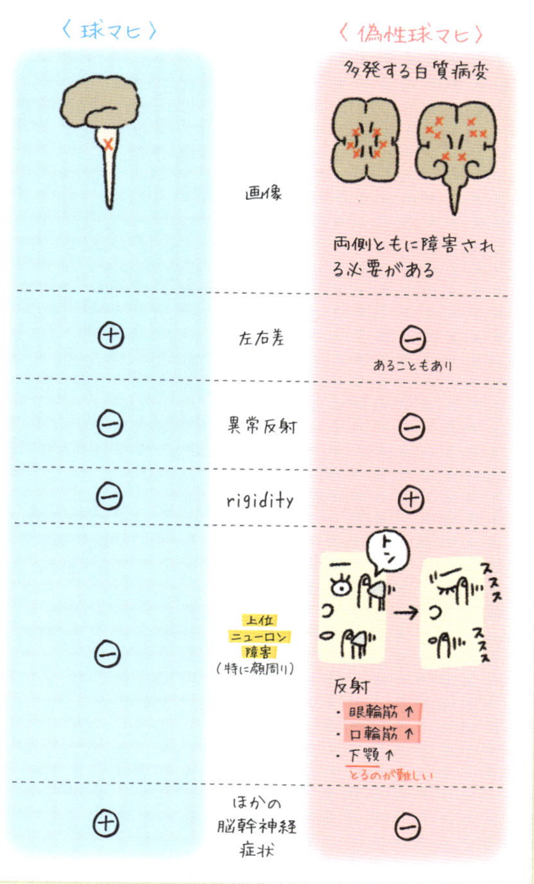

KeyWord 032

頻呼吸

CHECK!

K：ketoacidosis：糖尿病，アルコール

U：uremia：尿毒症

S：sepsis：敗血症

S：salicylate：サリチル酸

M：methanol：メタノール中毒

A：aspirin：アスピリン中毒

L：lactic acidosis：乳酸アシドーシス

＊KUSSMA(U)L（クスマウル）と覚える。

- 呼吸が速く感じられるときには，患者の呼吸と同じタイミングで自ら呼吸をしてみるとよい。こうすることによっておおよその呼吸回数が把握できる。
- 正確に呼吸回数を測定するには，心電図モニターを装着する。外来診療では私はスマートフォンアプリの「bpmカウンター」を用いている。患者の脈を測定するふりをしながら患者の呼吸に合わせて，スマートフォンの画面をタッチすると正確な呼吸回数が表示される。
- バイタルサインのなかで呼吸回数が重要視される理由は，体温，血圧，心拍数は内服薬によって影響を受けるが，呼吸回数は影響を受けにくいためでもある。1分間に20回以上の呼吸回数があれば，何か重大なことが患者に起こっていることを意味する。

KeyWord 033

咽頭痛（sore throat）を訴えるが，咽頭以外に大きな問題がある疾患

CHECK!

1. 大動脈解離
2. 内頸動脈解離
3. 虚血性心疾患
4. 特発性縦隔気腫
5. 亜急性甲状腺炎

- 大動脈解離では突然発症の症状出現，内頸動脈解離では数日前からの後頸部痛，虚血性心疾患では冷や汗や胸部圧迫感，特発性縦隔気腫では「荷物を持ち上げたとき」や「大きな声を出した直後から」の咽頭痛や胸痛，皮下気腫に注意したい。
- 亜急性甲状腺炎では，頸部痛が移動したり，甲状腺に圧痛を有する結節を認める。

■ 5 killer sore throa

① 急性喉頭蓋炎
② 扁桃周囲膿瘍
③ 咽後膿瘍
④ Ludwig's angina
⑤ レミエール症候群

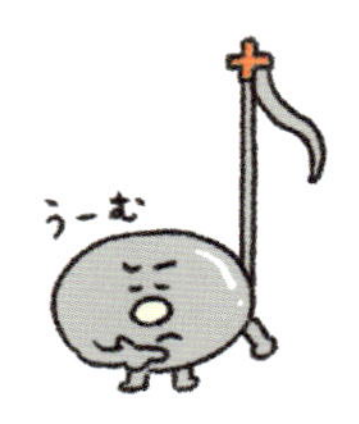

KeyWord 34

咽頭に所見がないのに，のどの痛みがひどい

CHECK!

1. **顎下部：唾石症，口底蜂窩織炎**
2. **前頸部：亜急性甲状腺炎，甲状腺腫内出血，縦隔気腫**
3. **側頸部：内頸動脈解離，レミエール症候群**
4. **後頸部：**
   石灰沈着性頸長筋腱炎，くも膜下出血，椎骨動脈解離
5. **神経痛・放散痛：**
   急性心筋梗塞，くも膜下出血，椎骨動脈解離
6. **喉頭：急性喉頭蓋炎**

- 咽頭所見が乏しいにも関わらず，ひどい疼痛を訴えるときは咽頭炎の診断は危険である。
- 咽頭以外の顎下部，前頸部，側頸部，後頸部のどこが痛いのかを特定する。それぞれに鑑別診断が異なる。
- 亜急性甲状腺炎では移動する頸部痛と甲状腺の有痛性結節を認める。
- 嚥下痛がないときは，神経痛や放散痛を考える。急性心筋梗塞のことがある。急性発症かどうかが重要である。

『のどに所見がないのにのどが痛い』

⇒ 所見と症状が乖離しているときは注意!!
⇒ 患者の言う「のど」はどこか？
嚥下痛はあるか？

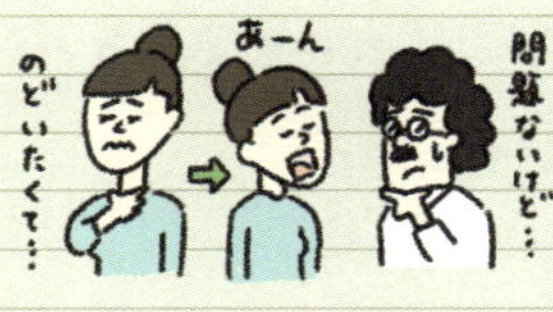

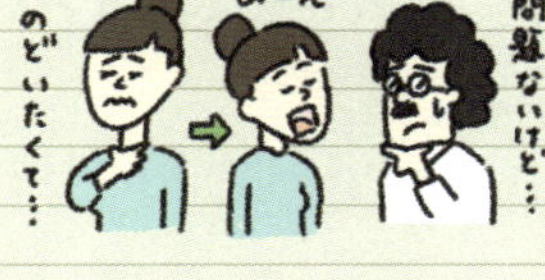

Chapter 2

〈場所が咽頭以外〉

①顎下部

- 顎下腺炎
- 唾石症
- 口底蜂窩織炎

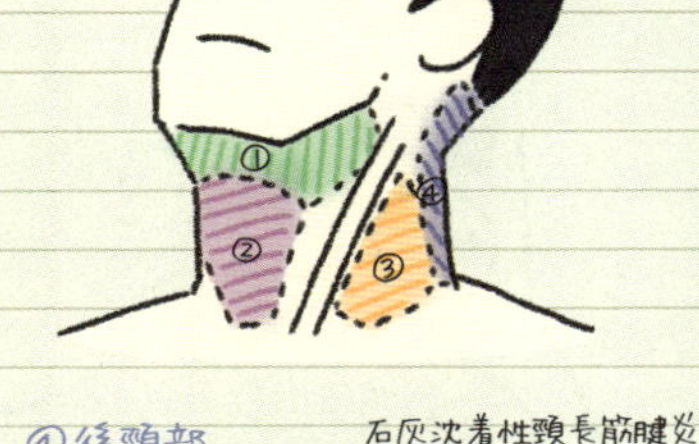

②前頸部

- 亜急性甲状腺炎
- 腺腫内出血
- 化膿性甲状腺炎
  (下咽頭梨状窩瘻)
- 縦隔気腫

③側頸部

- 内頸動脈解離
- レミエール症候群
  (内頸静脈血栓)
- carotodynia
  (頸動脈痛)
- リンパ節炎
  (菊池，猫ひっかき，TB，EBV)

④後頸部

- 石灰沈着性頸長筋腱炎
- くも膜下出血 (SAH)
- Crowned dens症候群 (CDS)
- 解離
- 椎骨動脈

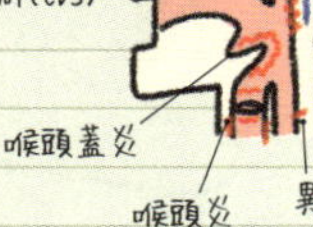

〈神経痛・放散痛〉

嚥下痛なし

- 急性冠症候群 (ACS)
- くも膜下出血 (SAH)
- 椎骨動脈解離
- 茎状突起過長症
  (Eagle 症候群)
- 心因性

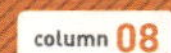

▶『嚥下障害』

◆実際の食事風景をみる

⇒ 評価 と 対応
↓ 6つのBOX　↓ 適切な依頼を

⇒ Treatable "ABCDE"

- A：Acute problem（肺炎，貧血，電解質）
- B：Best swallow（頸部前屈，体位30°，Think swallow）
- C：oral care（肺炎予防）
- D：Drug（運動，潤滑，精神・神経）
- E：Energy（栄養状態が悪い）

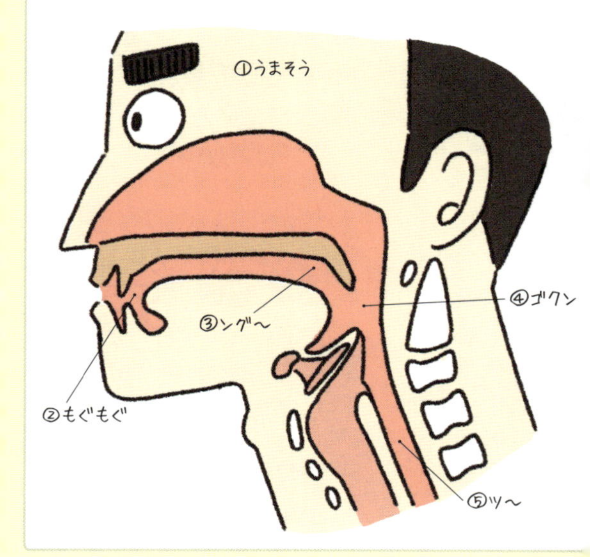

①先行期

- 認知症，意識障害（認知，意欲，捕食）

②準備期

…ずっと口にものが残っている人

- 義歯不具合
- 口腔内疾患（潰瘍，びらん，虫歯）

③口腔期

…ずっと口にものが残っている人

- 舌癌
- ジスキネジア，パーキンソニズム
- 顎関節症，顔面神経麻痺

④咽頭期

- 球マヒ（ワレンベルグ）
  →間欠的胃管栄養　バルンを飲んで拡張

⑤食道期

…胸やけがする人，食後に咳をしている人

- 胃食道逆流症（GERD）→体位　交互嚥下（水→物）
- アカラシア
- 抗コリン薬

その他

KeyWord 035

紅皮症 (erythroderma)

CHECK!

1. **腫瘍:皮膚T細胞リンパ腫:菌状息肉腫, 腫瘍随伴症候群**
2. **皮膚疾患:アレルギー性接触皮膚炎, アトピー性皮膚炎, 乾癬, 扁平苔癬, 天然痘**
3. **薬剤:drug-induced hypersensitivity syndrome(DIHS), toxic epidermal necrolysis(TEN)**
4. **感染症:黄色ブドウ球菌感染症(toxic shock syndrome) レンサ球菌感染性(toxic shock like syndrome), ブドウ球菌性熱傷様皮膚症候群(Staphylococcal scalded skin syndrome;SSSS), 麻疹, 風疹, 疥癬, 体部白癬**

- 紅皮症では全身(90%以上の皮膚)が赤くなりしばしば落屑を伴う。
- 男性>女性, 平均年齢55歳。
- コントロール不十分な皮膚疾患または薬剤への反応が原因のことが多い。
- 好酸球増加はDIHS, 乾癬, 皮膚T細胞リンパ腫を示唆する。
- 原因がわからないケースも25-40%ある。

参考文献 Kathryn Schwarzenberger, American College of Physicians. MKSAP 16 Dermatology. 2012:64-5.

KeyWord 036

糖尿病性ケトアシドーシスの誘因

CHECK!

1. Infarction：心筋梗塞
2. Infection：感染症
3. Insulin deficiency：インスリン不足
4. Infant：妊娠
5. Idiopathic：特発性
6. Intra-abdominal process：急性腹症
7. Iatrogenic：ステロイド使用

＊5 I's または7 I'sと呼ばれる

- 糖尿病性ケトアシドーシス（diabetic ketoacidosis：DKA）では，これらの基礎疾患が背後にないかどうかすぐに症状や身体所見，検査所見から解明することが非常に重要である。
- これらの基礎疾患はすぐに治療を開始しなければならない重要なものが多い。致死的なDKAの死亡率を下げることにも直結する。
- 感染症が誘引となる可能性が最も高い。
- 心電図と心筋バイオマーカーを確認する。
- 妊娠可能年齢の女性では妊娠反応を施行する。

参考文献 北野夕佳．今日から使える ベッドサイド5分間ティーチング③．Hospitalist；2014；2(1)：272-80.

KeyWord 037

高アンモニア血症

CHECK!

1. 肝不全：肝硬変，劇症肝炎，肝臓癌
2. 消化管出血
3. 門脈－体循環シャント
4. 尿路感染症
5. バルプロ酸
6. 先天性代謝異常症：尿素サイクル異常症
7. 尿管S状結腸吻合術

- 高アンモニア血症により意識障害をくり返すことがある。
- 肝性脳症の原因には消化管出血，感染症，低カリウム血症，代謝性アルカローシス，腎不全，脱水，低血糖，便秘，鎮静薬，低酸素血症がある。
- 肝性脳症の治療として，分岐鎖アミノ酸製剤の点滴がよく用いられているが，この有用性は明らかではない。ラクツロースは治療として薦められる。
- ウレアーゼ産生菌*Proteus mirabilis*による尿路感染症では，高アンモニア血症が起こる。

高カリウム血症

CHECK!

1. 偽性高カリウム血症
2. 腎不全
3. 高血糖+インシュリン分泌不足
4. 横紋筋融解症
5. 溶血
6. 薬剤:ACE阻害薬, ARB, スピロノラクトンなど

- 高カリウム血症でははじめての症状が心停止ということもある。第一に偽性高カリウム血症でないかを確かめる。採血時の溶血によって生じやすい。
- 頻度の高いものは腎不全および薬剤性である。
- リスクファクターは, 慢性腎不全, 糖尿病, 心不全, 薬剤(βブロッカー, シクロスポリン, タクロリムス, NSAIDs, ヘパリン, ケトコナゾール, スピロノラクトン)である。

参考文献 || Palmer BF et al. Hyperkalemia. JAMA 2015; 314: 2405-6

KeyWord 039

低リン血症

CHECK!

1. アルコール中毒
2. 拒食症
3. 高血糖
4. 敗血症
5. 甲状腺または副甲状腺手術後

- リンは厳密にコントロールされているため，通常の食事を摂っていれば低リン血症になることはまずない。
- 症状はイライラ，倦怠感，筋力低下。代謝性脳症，横紋筋融解，低血圧，心室性不整脈，溶血性貧血が起こる。
- リンの経静脈的補充は非常に難しく危険である。脱脂粉乳や経管栄養剤を経口的に投与することが基本である。

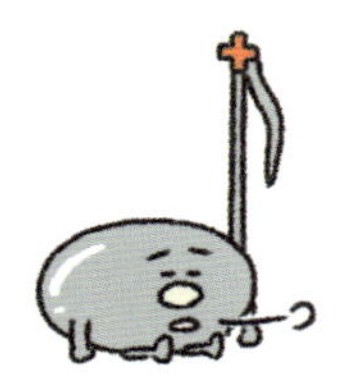

KeyWord 040

しぶり腹（うんちしたい症候群）

CHECK!

1. 大動脈瘤切迫破裂
2. 異所性妊娠
3. 細菌性大腸炎
4. 虚血性腸炎
5. 直腸癌
6. 炎症性腸疾患：クローン病，潰瘍性大腸炎
7. 直腸異物

- 便意はあるが少量しか便が出なく，頻回に便意をもよおす状態を「しぶり腹」と呼ぶ。
- 直腸に持続的な刺激が加わると排便反射が起こり，しぶり腹となる。
- 直腸における炎症が原因となることが多いが，骨盤内出血が直腸を刺激することもある。
- 大動脈瘤切迫破裂ではやや左下腹部に拍動性のある腫瘤を触れることが多い。
- 私は「この病院では妊娠可能な女性はすべて尿検査で妊娠反応をチェックする規則となっています」と言い，尿での妊娠反応の許可を得ることが多い。妊娠していればコンサルトをする科や患者の治療を根本的に変える可能性があるので，やや強引ではあるが妊娠反応を行うことは，救命のために大切である。
- 大腸型の炎症を伴う急性下痢症では「しぶり腹」が起こる。他の症状として，発熱や1日8〜10回程度の少量の出血性下痢を伴うことがある。原因となる細菌にはカンピロバクターや赤痢菌，サルモネラ，エルシニア，*Clostridium difficile*，腸管出血性大腸菌（O157）がある。

KeyWord 041

続発性骨粗鬆症

CHECK!

1. 内分泌疾患：副甲状腺機能亢進症, Cushing's症候群, 甲状腺機能亢進症, 性腺機能不全
2. 薬物（ステロイド, ワルファリン）, アルコール多飲
3. ビタミンD欠乏症
4. 内科疾患：糖尿病, 関節リウマチ, 慢性腎不全

- 高齢者では骨粗鬆症に伴う骨折は予後を非常に悪くする。
- ビタミンD欠乏症は潜在的に非常に多いといわれている。診断には, 25-OHビタミンDを測定することが望ましい。20 ng/mL以下の場合には, ビタミンD欠乏症の可能性がある。
- ビタミンD欠乏症の症状は筋力低下, 骨痛, 骨折, 転倒である。
- 多発性骨髄腫, 悪性腫瘍の骨転移, 骨軟化症も骨密度低下や脆弱性骨折を起こす。

参考文献

- Rosen CJ. Vitamin D Insufficiency. N Engl J Med:2011;364(3):248-54
- 骨粗鬆症の予防と治療ガイドライン作成委員会. 骨粗鬆症の予防と治療ガイドライン2015年版 www.josteo.com/ja/guideline/doc/15.1.pdf

KeyWord 042

無痛性の突然の視力喪失

CHECK!

1. 硝子体出血
2. 網膜中心動脈または網膜中心静脈閉塞
3. 網膜剥離
4. 虚血性視神経障害
5. 後頭葉脳梗塞

Chapter 2

- 突然の視力喪失は眼科的エマージェンシーである。眼底検査により網膜中心動脈および網膜中心静脈閉塞, 硝子体出血, 虚血視神経障害は診断ができる。
- 網膜剥離はエコーによる眼球検査が有効である。後頭葉脳梗塞では同名半盲が起こる。眼科的に異常がなければ脳MRI/MRA検査を行う。

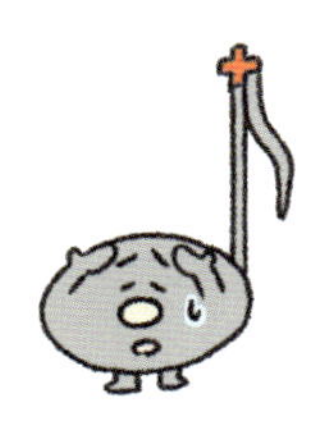

参考文献 Shahlaee A et al. Images in Clinical Medicine. Central Retinal-Vein Occlusion. N Engl J Med. 2015;373(20):e23.

KeyWord 043

複視（diplopia）

CHECK!

1. 動眼神経麻痺
2. 外転神経麻痺
3. 滑車神経麻痺
4. 内側縦束症候群
5. 甲状腺機能亢進症
6. 重症筋無力症

- 片方の眼だけで見たときに生じる複視を単眼性複視という。一側の眼の疾患や屈折異常が原因である。片眼で見たときは1つになり，両眼で見るときのみ2つに見える場合は両眼性複視である。上記疾患の鑑別が必要である。
- 眼球運動を調べ，動眼神経，外転神経，滑車神経の麻痺が存在するかどうかを明らかにする。
- **内側縦束症候群（MLF症候群）**：中脳にある動眼神経核と対側の橋にある傍正中橋網様体（PPRF）を結ぶMLFが障害される。側方注視時に病側眼球の内転が障害され，健側の外転時に眼振が起こる。動眼神経が関与する輻湊は可能。
- **滑車神経麻痺**：健側に首を傾けると複視が減弱することが特徴である（Bielschowsky頭部傾斜試験）。
- 複視が存在する状況で片方ずつ眼を閉じ，外側に見える像が消失したとき，その眼を閉じた側が異常眼球側である。
- 眼瞼下垂を伴うときは動眼神経麻痺または重症筋無力症を考える。重症筋無力症では瞳孔の変化はなく，あらゆる眼位で複眼が生じ症状に日内変動がある。一般に朝は症状が軽く，夜は症状が悪化する。

参考文献　佐藤泰吾．複視．神経内科がわかる，好きになる．レジデントノート増刊．2017；18(17)：113-7.

KeyWord 044

話すことができない

CHECK!

1. 意識障害, 心因性反応
2. 構音障害
3. Broca失語
4. Wernicke失語
5. 視床性失語
6. 変性疾患, 腫瘍, 脱髄疾患

- 失語かなと考えたら, まず意識障害がないことを確認する。心因性反応で話さないこともある。
- 次に失語なのか構音障害なのかを鑑別する。構音障害は咽頭や口周囲の筋肉がうまく働かないため, 言葉が上手に出てこない状態。失語は筋肉の動きに問題はないが, 読む, 話す, 聞く, 書くことのどれかができない状態である。
- 努力して頑張って話そうとしていれば運動性失語, 流暢に話すが意味があまり伴っていない場合は感覚性失語である。
- 失語は脳梗塞の局在診断に使えるfocal signである。Broca野もWernicke野も中大脳動脈(MCA)領域にあるので, 失語はMCA症候群である。
- 皮質が障害されると失語となるため, 多くは塞栓性の脳梗塞である。ラクナ梗塞で失語だけ出現することはない。しかし, 視床の障害で起こる視床性失語もある。ボソボソと話し, 自らはほとんど話さないという特徴がある。急に元気がなくなった時は視床梗塞を疑う。
- 急性発症の失語は脳血管障害を考える。徐々に進行する失語は変性疾患, 腫瘍, 脱髄疾患を考える。
- 失語が主な症状の認知症もある。

#『失語』

⇒流暢（非努力性）と非流暢（努力）を見極める

⇒失語はMCA（中大脳動脈）症候群である

MCA
- → 上行枝：ブローカ野，中心前回
- → 下行枝：ウェルニッケ野，角回，縁上回，中・下側回

中心溝

中心前回

中心後回

B

W

弁蓋部と三角部

左

上側頭回の後方部

純粋にブローカ野とウェルニッケ野だけが損傷された症例はない

MCA領域の脳梗塞によって起こった失語が研究のメイン

変性疾患における失語はMCA梗塞の失語とは特徴が異なる

〈非流暢性（努力型）〉

- 発語量減の構音やプロソディ障害（リズム，メロディ）
- 句の長さが短い

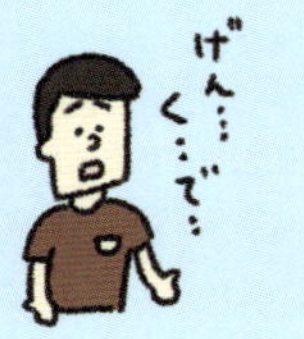

なんだかがんばって話している もどかしそう

〈流暢性（非努力型）〉

- 量は保たれる
- 構音やプロソディOK
- 情報量が少ない

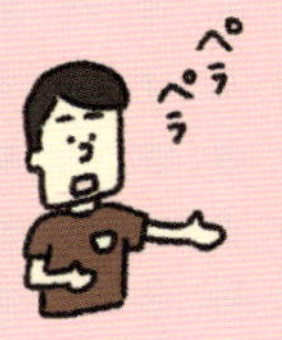

がんばっていない ストレスなく，話している

『皮質以外でも失語は出る』

⇒ 視床，大脳基底核，深部白質，内包膝部でも失語が出る
　→ 皮質下性失語

〈視床失語〉

内包膝部でも同じような失語になる

- 優位側の視床が障害されると生じる
- 超皮質性失語に似る
- 失語が出ることもあれば，すぐによくなることもある

声量低下
自発後の減少
言語発動性の欠如
発話は流暢

「今日はいい天気ですね」と言ってみて下さい
ボソ
今日はいい天気〜〜
ボソ

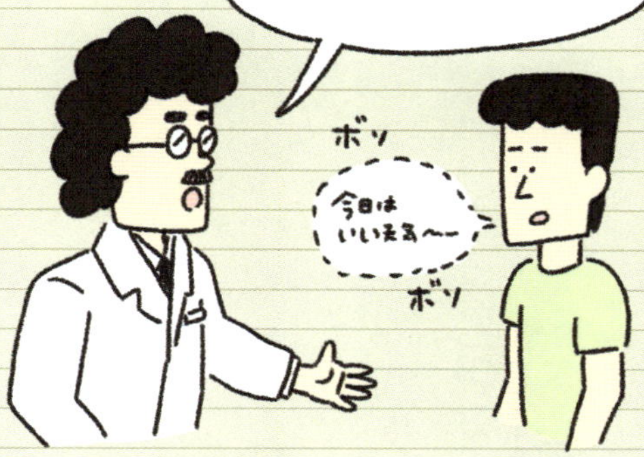

復唱・理解；正常〜軽度障害
呼称障害；意味性錯誤⊕，保続⊕

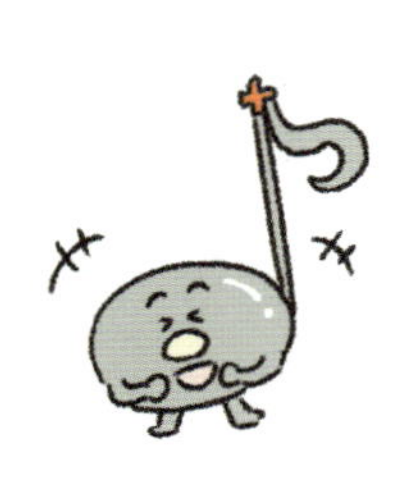

Chapter 3

＼看破！／

外来で見逃せないキーワード

Point!

- 短時間の外来のなかで、重要キーワードをいかに見抜くかがカギとなる
- 日ごろから準備して、見逃せない疾患を“感”知しよう！

KeyWord 045

食欲があるのに体重減少

CHECK!

1. 糖尿病
2. 甲状腺機能亢進症
3. 吸収不良症候群：慢性膵炎・膵癌，小腸内細菌異常増殖，短腸症候群，セリアック病
4. 寄生虫
5. 薬剤：やせ薬，覚醒剤

- 体重減少（1年間で体重の5％以上）があれば，悪性腫瘍や結核がまず想起される。リウマチ性多発筋痛症（PMR）や血管炎，筋萎縮性側索硬化症（ALS），HIV感染症も重要な鑑別診断である。
- 体重が減少する疾患はたくさんあるために，「体重減少」だけでは鑑別疾患の絞り込みには不向きであるが，「食欲があるのに体重減少」となると鑑別診断は限られてくる。
- 「高齢者の予期せぬ体重減少」も臨床ではよく遭遇する。

■ 高齢者の予期せぬ体重減少

悪性腫瘍
うつ病
胃腸疾患：消化性潰瘍，膵炎，吸収不良症候群
内分泌疾患：甲状腺機能亢進症，副腎不全
心疾患：虚血性心疾患，慢性心不全
アルコール多飲
呼吸器疾患：COPD
神経疾患：脳梗塞，パーキンソン病，認知症，ALS
慢性感染症：結核，寄生虫，亜急性心内膜炎
腎不全
膠原病
薬剤
口腔内の問題：義歯の不適合，歯の喪失

参考文献 Alibhai SM et al. An approach to the management of unintentional weight loss in elderly people. CMAJ. 2005；172(6)：773-80.

KeyWord 046

若い女性の浮腫

CHECK!

1. 好酸球性血管性浮腫
2. パルボウイルス感染症
3. 全身性エリテマトーデス(SLE)
4. 特発性浮腫

- 特発性浮腫は除外診断である。
- 好酸球性血管性浮腫は臓器障害を伴わない好酸球の増加や蕁麻疹,発熱を有することが多い反復性(episodic angioedema with eosinophilia:EAE)と非反復性(non-episodic angioedema with eosinophilia:NEAE)がある。日本の若年女性ではNEAEが多い。
- 薬剤が浮腫の原因であることもあり,まず薬剤の中止が大切である。

■ 浮腫が起こる部位による鑑別診断

顔:全身性浮腫を起こす疾患(肝硬変,ネフローゼ症候群,低アルブミン血症,甲状腺機能低下症),上大静脈症候群
　*EBウイルス感染症では初期に両眼瞼浮腫を起こす
手:全身性浮腫を起こす疾患,上大静脈症候群,MCTD,RS3PE
足:両足;全身性浮腫を起こす疾患,深部静脈血栓症,静脈不全
　片足;深部静脈血栓症,蜂窩織炎,リンパ浮腫,Baker嚢胞破裂

■ 時間経過による鑑別診断

突然発症:アナフィラキシー,血管浮腫
急性発症:深部静脈血栓症,蜂窩織炎,急性腎炎
緩徐発症:慢性心不全,肝硬変,ネフローゼ症候群,甲状腺機能低下症

■ 浮腫をきたしやすい薬

カルシウム拮抗薬,ピオグリタゾン(アクトス®),NSAIDs,ステロイド,甘草,エストロゲン,プレガバリン(リリカ®)

参考文献
山中克郎, 澤田覚志, 植西憲達. UCSFに学ぶ できる内科医への近道 改訂4版. 南山堂. 2012:177.

KeyWord 047

二峰性の発熱

CHECK!

1. 成人スティル病
2. 内臓リーシュマニア症
3. 淋菌性心内膜炎
4. 混合性のマラリア感染
5. 薬剤熱
6. 粟粒結核

- 二峰性の発熱とは，1日2回発熱のピークがある特徴的な発熱パターンのことである。
- 内臓リーシュマニア症は「カラ・アザール」としても知られ，最も重篤な病型である。体重減少や肝脾腫，貧血が特徴的で，インド亜大陸と東アフリカでみられる。リーシュマニア症はサシチョウバエに吸血されることで感染される。
- 混合性のマラリア感染とはいくつかの種類のマラリアが同時に感染することをいう。

参考文献

1) FORTH（厚生労働省検疫所）：リーシュマニア症について，http://www.forth.go.jp/moreinfo/topics/2015/05270931.html
2) 清田雅智.Dr.井村のクリニカルパールズ，2回熱を訴える患者の鑑別診断は？ ドクターズマガジン12月号，2015:21
3) Cunha BA et al.Fever of unknown origin：a clinical approach. Am J Med. 2015；128：1138 e1-15

KeyWord 048

発熱+リンパ節腫脹
(伝染性単核球症によく似た病態)

CHECK!

1. HIV感染症
2. 麻疹, 風疹
3. A型肝炎, B型肝炎
4. 結核
5. 全身性エリテマトーデス
6. 悪性リンパ腫
7. 成人スティル病
8. 菊池病
9. トキソプラズマ, 溶連菌感染症
10. 薬剤性過敏症症候群
(drug induced hypersensitivity syndrome:DIHS)

Chapter 3

- 伝染性単核球症は通常, EVウイルス, サイトメガロウイルス, HHV-6, パルボB19ウイルスによって起こる。典型的な伝染性単核球症の経過や検査所見に合わなければ上記の診断を考慮することとなる。
- DIHSは抗けいれん薬(カルバマゼピン, フェニトイン), アロプリノール, サラゾスルファピリジン, ミノサイクリンなど比較的限られた薬で起こるHHV-6の再活性化である。薬剤投与から発症まで数週間〜数か月を要し, 原因製剤を中止しても数週間〜数カ月は症状が遷延する。

KeyWord 049

咽頭痛後の関節炎

CHECK!

1. 溶連菌感染後反応性関節炎
2. 急性リウマチ熱
3. 淋菌感染症
4. 成人スティル病

- A群溶連菌性咽頭炎の判断基準としては「Centor Score」の診断基準がある(表1)。
- 反応性関節炎の特徴としては，下肢に有意で左右非対称，アキレス腱踵骨付着部や足底筋膜に炎症を起こすことが多い。
- 足底筋膜炎では「朝起きて歩き出すとき，最初の一歩で足の裏が痛くなりませんか？」「その後は歩いていても痛みが消えてくるのではないですか？」と質問する。
- リウマチ熱では「Jones criteria」がある(表2)。
- 淋菌での関節炎は左右どちらかの膝関節が腫れてくることが多い。性的活動歴の聴取も重要で，オーラルセックスの有無を聴取しなければならない。
- 成人スティル病は除外診断である「Yamaguchi」の診断基準が有名である(表3)。感染症や膠原病，悪性リンパ腫を除外しなければならない。

表1 Centor Score

項目	点数
① 38℃以上の発熱	+1
② 圧痛を伴う前頸部リンパ節腫脹	+1
③ 白苔を伴う扁桃の発赤	+1
④ 咳がない	+1
⑤ 年齢15歳未満	+1
⑥ 年齢45歳以上	−1

■ Centor Score別 迅速溶連菌抗原キットが陽性となる確率

0点：2〜3%	1点：4〜6%	2点：10〜12%
3点：27〜28%	4点：38〜63%	

表2 Jones criteria（2015）

主症状	・心炎 ・舞踏病 ・輪状紅斑	・多発性関節炎 ・皮下結節
副症状	・多発関節痛 ・赤沈またはCRPの上昇	・発熱≧38.5℃ ・PR間隔延長

急性リウマチ熱の診断：主症状2つまたは主症状1つと副症状2つ，および先行するA群レンサ球菌感染があることが必要である

表3 Yamaguchiらによる分類基準

大症状	・発熱（39℃以上，1週間以上持続） ・関節痛（2週間以上持続） ・定型的皮疹 ・白血球増加（10,000/μL以上，好中球80%以上）
小症状	・咽頭痛 ・リンパ節腫脹または脾腫 ・肝機能異常 ・リウマトイド因子および抗核抗体陰性

成人スティル病の診断：大症状2項目以上を含み，合計5項目以上で成人スティル病と診断する。血清フェリチンの異常高値は診断の参考とする。
除外項目：感染症（特に敗血症・伝染性単核球症），悪性腫瘍（特に悪性リンパ腫），膠原病（特に結節性多発動脈炎，悪性関節リウマチ）

参考文献
岸本暢将．すぐに使えるリウマチ・膠原病診療マニュアル 改訂版〜目で見てわかる，関節痛・不明熱の鑑別，治療，専門科へのコンサルト．羊土社．2015:96.

column 09

▶リンパ節腫脹

❶ **左鎖骨上リンパ節(ウィルヒョウのリンパ節)腫脹:腹腔内臓器の悪性腫瘍**
❷ **右鎖骨上リンパ節腫脹:肺癌・食道癌**
❸ **後頸部リンパ節腫脹:全身性疾患**
❹ **耳介後部リンパ節腫脹:風疹**

- 鎖骨上リンパ節腫脹は臨床的意義が非常に大きく, 多くは悪性である。
- 後頸部リンパ節, すなわち胸鎖乳突筋より後方のリンパ節腫脹があった場合には, 全身性の疾患を意味する。たとえば, 結核や伝染性単核球症のようなウイルス性疾患, 麻疹などである。
- 鼠径部のリンパ節腫脹は非特異的である場合が多い。したがって全身の表在リンパ節の腫れがあり, リンパ節生検が必要な場合には鼠径部を避け, できれば鎖骨上リンパ節か頸部リンパ節から採取するべきである。

KeyWord 050

全身性のリンパ節腫大

CHECK!

C：cancer
H：hypersensitivity syndrome
I：infection
C：connective tissue disorders
A：atypical lymphoproliferative disorders
G：granulomatous disorders
O：others

*CHICAGO（シカゴ）と記憶する

- **Cancer**：悪性リンパ腫，固形がんの転移。
- **Hypersensitivity syndrome**：血清病，薬剤（カルバマゼピン，アロプリノール，ミノサイクリン，ST合剤など）。
- **Infection**：EBウイルス，サイトメガロウイルス，HIV，結核，真菌，リケッチア。
- **Connective tissue disorders**：全身性エリテマトーデス，関節リウマチ，皮膚筋炎。
- **Atypical lymphoproliferative disorders（非典型的なリンパ増殖性疾患）**：キャッスルマン病，多発血管炎性肉芽腫症（Wegener肉芽腫症）。
- **Granulomatous**：抗酸菌症，クリプトコッカス感染症，猫ひっかき病。
- **Others**：菊池病，Rosai-Dorfman病。
- リンパ節腫大をきたす薬剤にはアロプリノール，カプトプリル，カルバマゼピン，ヒドララジン，ペニシリン，フェニトイン，ST合剤がある。

参考文献　Diagnostic Considerations for Lymphadenopathy. Am Fam Physician. 2001；63(1)：138-40

KeyWord 051

早朝頭痛

CHECK!

1. 睡眠時無呼吸症候群
2. 薬物乱用性頭痛
3. カフェイン依存性頭痛
4. 片頭痛
5. うつ病
6. 夜間高血圧
7. 夜間低血糖
8. 褐色細胞腫

- 頭痛は救急外来や内科外来で頻繁に遭遇する症候である。病院を受診する頭痛の9割は片頭痛と言われている。肩こりや後頸部の頭痛があると，医師は筋緊張型頭痛と診断してしまうことがあるが，片頭痛でも同様の症状は起こる。
- 頭痛の診療でまず重要なことは，二次性頭痛を除外することである。さらに，頭痛の起こるタイミングや付随する症状から鑑別診断を絞り込んでいく。
- 早朝頭痛という訴えがあればこれらの疾患を鑑別診断として考える。

参考文献 矢吹拓，松村真司編：外来診療ドリル―診断&マネジメント力を鍛える200問．医学書院，2016;12.

KeyWord 052

耳下腺腫脹

CHECK!

1. 急性化膿性耳下腺炎
2. 流行性耳下腺炎(mumps)
3. 唾石症
4. IgG4関連疾患
5. Sjögren症候群
6. Warthin腫瘍
7. MALTリンパ腫

Chapter 3

- 耳下腺が腫脹すると下顎角が触れなくなる。
- 急性化膿性耳下腺炎はステンセン管を介した口腔内細菌による上行性感染である。耳下腺をマッサージすると, ステンセン管から膿性の分泌物が出ることで確認できる。起炎菌は嫌気性菌, 黄色ブドウ球菌が多い。
- Mumpsは接触感染または飛沫感染で, 潜伏期間は16〜18日である。75%は両側性耳下腺腫脹をきたすが, 片側性のこともある。HIV, コクサッキー, エコー, インフルエンザ, EBなどのウイルスも耳下腺腫脹の原因となる。
- 唾石症では, 摂食時に片側性の耳下腺腫脹と痛みを伴う。ステンセン管開口部の触診で閉塞が確認できることがある。
- IgG4関連疾患の1つであるMikulicz病では, 涙腺, 唾液腺の腫脹が起こる。
- 顔面神経麻痺を伴っているような耳下腺の腫脹があれば, 腫瘍性疾患, 特に悪性腫瘍を疑う。

KeyWord 053

眼が腫れた

CHECK!

1. 甲状腺眼症
2. EBウイルス感染症
3. IgG4関連疾患
4. 眼窩蜂窩織炎
5. 海綿静脈洞血栓症
6. 海綿動静脈瘻
7. MALTリンパ腫

- 眼窩蜂窩織炎, 海綿静脈洞内に破裂した動脈瘤, 副鼻腔炎の波及による海綿静脈洞血栓症は命の危険がある。
- **MRI画像での評価**: 上眼瞼の腫脹では, 涙腺が腫れているのか, 上眼瞼挙筋が腫れているのか確認する。眼球全体の突出であれば, 外眼筋に注目する。甲状腺眼症では下直筋が腫れることが多い。眼窩内の腫瘤や炎症, 眼静脈のうっ滞, 海綿静脈洞, 上眼窩裂, 副鼻腔の所見に注意する。
- 甲状腺眼症には, ステロイド, 放射線, 手術のオプションがある。

『眼が腫れた』

⇒ 失明や命の危険がある疾患を見逃さない
⇒ 眼のどこが腫大したのか，はっきりさせる
⇒ 片側性か両側性か（多くは片側・両側のどちらもなりうる）

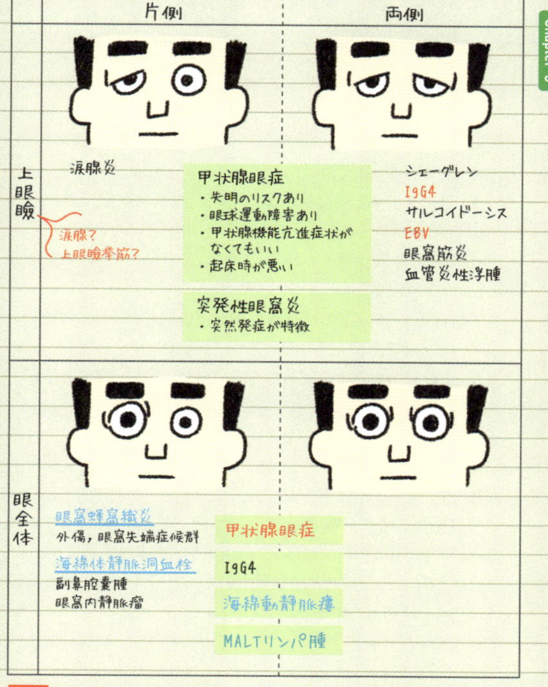

+α
視力障害，複視，痛み，発熱，充血，瞳孔，血管雑音，拍動，眼瞼下垂 を check！

KeyWord 054

長引く咳

CHECK!

1. 咳喘息
2. 逆流性食道炎(GERD)
3. 副鼻腔炎
4. 感染後咳嗽
5. 百日咳
6. 薬剤:ACE阻害薬

- 結核, 肺癌, 間質性肺炎を見逃さない。胸部レントゲン写真で確認する。
- 咽頭結核, 気管支結核は排菌量が多く感染しやすい。喘息として治療される可能性がある。
- 8週間以上続く慢性咳は咳喘息, GERD, 上気道咳嗽症候群がほとんどである。
- 3〜8週間の亜急性咳では気道過敏による感染後咳嗽, 百日咳も原因として考える
- 夜間に増悪する咳:上気道咳嗽症候群, GERD, 心不全。
- 咳喘息は8週以上続く慢性咳の原因として最も多い。冷気を吸う, 運動, 長時間の会話での咳の誘発や他のアレルギー疾患を確認する。逆流性食道炎を合併していることもある。
- 急性過敏性肺炎では夏型(住宅*Trichosporon asahii*)が, 慢性過敏性肺炎では鳥関連抗原(鳥排泄物, 羽毛)が多い(日本内科学会雑誌. 2017;106巻6号:1217)。
- 細菌性副鼻腔炎では良くなった症状が再び悪化するという二峰性の経過を示す。顔面痛や後鼻漏, 前かがみで頭痛が増悪する。
- 百日咳:咳により誘発される嘔吐とスタッカートレプリーゼが特徴的である。NEJMに教育的動画あり(N Engl J Med 2012;366:e39)。

『慢性咳嗽』

急性：3週間以内
遷延性：3〜8週間
慢性：8週間以上

感染症の割合が減ってくる

ポイント
①重篤な疾患を見逃さない
→肺Ca，結核（特に気管支），非結核性抗酸菌症
②喘息を見逃さない

咳喘息
- 夜間，早朝の変化，季節性の変化

治療 吸入ステロイド，ロイコトリエン拮抗薬

アトピー咳嗽
- 咽頭のイガイガ，違和感，掻痒感，季節性の変化

治療 抗ヒスタミン薬

副鼻腔炎
- 副鼻腔気管支炎症候なら

治療 エリスロマイシン＋カルボシステイン

逆流性食道炎（GERD）
- 胸焼け，嗄声

治療 PPI（4週間くらいは続ける），モサプリド，ドンペリドン，六君子湯
食生活の指導（夜，食べさせないように）→分食にする

感染後咳嗽

治療 対症療法

百日咳

カタル期（2週間）→ 痙咳期（2〜3週間）→ 回復期（2，3週間〜）

ズズ
笛音
→繰り返す：レプリーゼ
咳がひどくて吐く
ゴホゴホ
ア〜

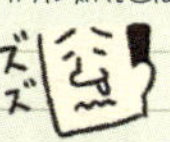

- LAMP法またはPT-IgG
- 4週間以内なら，2週間後にペア血清を測る
（4週間を過ぎると診断は困難）
- 治療：アジスロマイシン（AZM）3〜5日，
クラリスロマイシン（CAM）・エリスロマイシン（EM）7日間
（副作用：AZMによる不整脈，1カ月以内の新生児はEMによる肥厚性幽門狭窄症）
- 予防：曝露から21日以内

治療 デキストロメトルファン ＞ ジメモルファン，麦門冬湯，リン酸コデイン，ハチミツ
デキストロメトルファン↓ セロトニン症候群になるので注意
麦門冬湯↓ 気管支拡張作用があるらしい

KeyWord 055

繰り返す口腔内潰瘍

CHECK!

1. アフタ性口内炎
2. 薬剤：NSAIDs, βブロッカー
3. 感染：ヘルペスウイルス, HIV
4. 全身疾患：ベーチェット病, 反応性関節炎, Sweet病, 炎症性腸疾患, セリアック病
5. PFAPA症候群

- アフタ性口内炎は, 典型的には再発性かつ有痛性の直径2～8mmの円形, または卵円形の口腔内潰瘍で, 円形紅斑で囲まれ偽膜がある。多くは特発性で, 20歳を過ぎると頻度が少なくなる。2週間以内に治癒することが多いが, よく再発する。
- アフタ性口内炎の検査は白血球分画と貧血のチェック(フェリチン, 葉酸, ビタミンB12)を行う。治療はステロイド軟膏, そして二次性カンジダ症の予防目的の抗真菌薬を用いる。
- 3週間以上続く口腔内潰瘍は生検が必要である。
- PFAPA(periodic fever with aphthous pharyngitis and adenitis)症候群は周期的に発熱, アフタ性口内炎, 頸部リンパ節炎, 咽頭炎, 扁桃炎を起こす。周期性発熱症候群の中では最も頻度が高い。

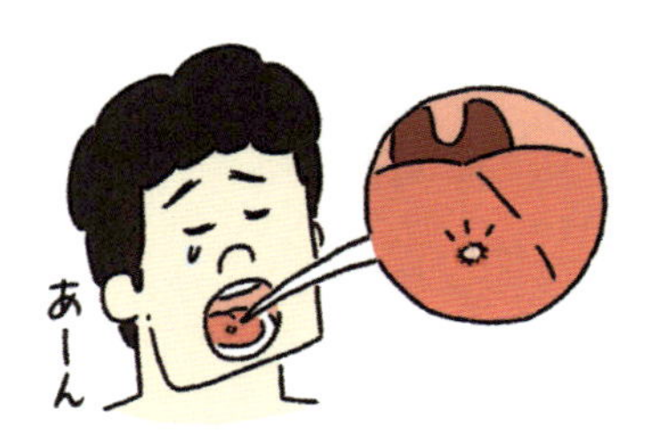

参考文献
1) Scully C. Clinical practice. Aphthous ulceration. N Engl J Med. 2006;355(2):165-72.
2) Stoopler ET et al. Recurrent Oral Ulcers. JAMA. 2015;313(23):2373-4.

KeyWord 056

嗄声(させい)

CHECK!

気息性(もれる声)

1. 反回神経麻痺
2. 輪状破裂軟骨関節炎:関節リウマチ患者

粗造性(ガラガラ声)

1. 炎症:喉頭炎, 逆流性食道炎
2. 腫瘍:声帯ポリープ, 喉頭癌
3. 沈着:甲状腺機能低下症, アミロイド

- 嗄声の鑑別診断を考えるときは, もれる声(気息性)なのかガラガラ声(粗造性)なのかをみて, それぞれに鑑別診断を展開するとわかりやすい。
- 関節リウマチ患者に嗄声がみられた場合には, 下記の3つの疾患を想起するとよい。

■ 関節リウマチ患者の嗄声

輪状披裂軟骨関節炎
血管炎による反回神経の障害
リウマチ結節

参考文献 || 1)植西憲達医師(藤田保健衛生大学)の講義資料

KeyWord 057

手のしびれ

CHECK!

1. 手口感覚症候群
2. 頸椎症
3. 多発神経炎
4. 手根管症候群
5. 肘部管症候群

- 両手がしびれるのか，片手がしびれるのかが大切である。両手で，末梢優位にしびれる場合には，足にも同様のしびれがないかどうかを訊く。
- 糖尿病性神経障害などによる多発神経炎では，神経の長い線維から侵されるので，両下肢の足底や下腿が最初にしびれてくる。膝までしびれが及んでくると手がしびれてくる。片方の手のしびれの場合には，どの部位がしびれているのかを尋ねる。
- 片方の手と同側の口の周りのしびれを訴える時は手口感覚症候群を疑い，視床梗塞を考える。
- 頸椎症ではデルマトームに沿って，手から前腕，肩までしびれることが多い。また頸部や肩甲骨あたりの痛みを伴う。くしゃみをしたり，首を後方や患側に傾けると，しびれが誘発される。手を握ったり開いたりを繰り返させたり，親指と人差し指で指タッピングをさせると速く行うことができない。
- 手根管症候群では親指，人差し指，中指，そして薬指の親指側半分だけがしびれる。また手掌全体にわたってもしびれる。しかし手背のしびれはない。また夜間～朝方の第1～3指の痛み，手を振ると痛みが楽になるという特徴的な症状がある。
- 第4～5指のしびれの場合には肘部管症候群であることが多い。尺骨神経の肘での絞扼が原因である。第4指，第5指のしびれは胸郭出口症候群でもよくみられる症状である。

参考文献 ‖ 上田剛士．ジェネラリストのための内科診断リファレンス．2014：637-5.

column 10

爪と疾患

- 爪を注意深く観察すると疾患が見えてくることがある。

Terry nails：爪皮の近位部80%以上が白くなる。肝硬変と糖尿病，心不全と相関する。

Half-and-half nail：爪の近位部半分が白色，遠位部が茶色になる。慢性腎不全でよく認められる。

爪甲剥離症（onycholysis）：爪の遠位部の一部が不規則にはがれてくる。乾癬，甲状腺機能亢進症，爪白癬でみられる。手足口病では爪が脱落することがある。

Nail pitting：爪にボールペンの先端でつけたような小さな凹みをいくつか認める。乾癬に特徴的。

線状出血（splinter hemorrhage）：縦に線状に走る爪皮の小出血。心内膜炎，外傷により起こる。

Beau線，Mees線：爪に横行する線状の陥凹（Beau線）または白帯（Mees線）である。重篤な全身疾患や毒素により爪の生育が障害され生じる。爪は6-10日で1mm成長するので，爪根からこれらの線の距離を測ればどのくらい前に全身状態が悪化していたかがわかる。

縦に帯状に走る色素変性：メラノーマとの鑑別が重要である。

Yellow nail syndrome：爪が黄色または黄緑色になり，肥厚や凸状を伴い爪の成長が遅くなる。リンパの流れの障害が原因でリンパ浮腫や胸水を合併する。関節リウマチ，悪性腫瘍などでみられる。

※Derm Net New Zealand（www.dermnetnz.org/topics/nail-terminology）には病気と相関するいろいろな爪病変の写真が載っていて有用である。

参考文献

① DeGowin's Diagnostic Examination 10th edition.Fingernail signs, 2015
② Fawcell RS et al. Nail abnormalities：clues to systemic disease. Am Fam Physician.2004；69：1417-24.

KeyWord 058

かゆみ（pruritus）

CHECK!

1. 全身疾患：腎不全，肝障害，甲状腺機能亢進症，リンパ増殖性疾患，がん，HIV
2. 皮膚に原因があるもの：皮膚乾燥，アトピー性皮膚炎，疥癬，乾癬，皮膚糸状菌症
3. 薬剤
4. 心因性

- 高齢者では，皮膚乾燥によるかゆみを訴えることが多い。
- ナイロンタオルの使用は中止し，入浴後3分以内に十分量の保湿剤を使用する。
- 頑固なかゆみの原因には，施設での疥癬流行がある。疥癬の診断には病変の部位を注意深く観察することが大切である。指と指との間や手首，陰部といったやわらかいところに疥癬トンネルを認める。
- 通常疥癬では隔離は不要だが，ノルウェー疥癬では隔離が必要である。
- 明らかな皮疹が認められないとき，頑固なかゆみは全身疾患が原因である。
- 心因性のかゆみでは背部の診察が有用である。皮疹に一致しない掻き傷の跡は心因性かゆみを疑う。

参考文献 Schaefer L, et al. Clinical problem solving：Itching for a diagnosis. N Engl J Med. 2015；372(10)：964-8.

KeyWord 059

原因不明の慢性腹痛

CHECK!

頻度が比較的高いもの

1. **全身性:**
   糖尿病性ケトアシドーシス, 副腎不全, 家族性地中海熱, 遺伝性血管浮腫, セリアック病
2. **腹腔内:**
   内ヘルニア, SMA症候群, 血管炎, 異所性子宮内膜症
3. **精神症状を伴う腹痛:**
   セリアック病, ポルフィリア, てんかん, 鉛中毒
4. **腹腔外:**
   ACNES, 異所性子宮内膜症, モンドール病, 肋骨すべり症候群

*ACNES: anterior cutaneous nerve entrapment syndrome 前皮神経絞扼症候群

- CT検査, 胃カメラ, 大腸カメラで原因がわからないときは, 以下の点に留意して鑑別診断の考える。

■ 慢性腹痛のアセスメント

- 問診では腹痛の周期, 持続期間, 増悪因子に注意する
- 全身性なら採血が診断に役立つことがある
- 腹腔内の問題ならば, 疾患を想起しながら造影CT/MRIを読影する
- 精神症状を伴う腹痛なら疾患を絞り込むことができる
- 腹腔外に原因がある腹痛では, 体位, 姿勢, 感覚異常, カーネット徴候に注意する

『原因不明の慢性腹痛』

⇒ CT，CF，GFしてもわからないとき，考える
⇒ 痛みのグラフを描く（患者と一緒に）

〈全身性〉
たまに採血が使える

代謝・ホルモン
- 糖尿病性ケトアシドーシス
- ポルフィリア
- 副腎不全

アレルギー
- 遺伝性血管浮腫
  …皮疹や口唇の腫脹を探す！
  C1インアクチベーター活性
- グルテン過敏（セリアック）

中毒
- 鉛…仕事・食器をチェック！
- セアカゴケグモ

高Ca

ぴゅっぴゅっ系
- 褐色細胞腫
- マストサイトーシス
  …皮膚にポコッとした結節，皮疹
- カルチノイド…皮疹，喘鳴

自己炎症性
- 家族性地中海熱（FMF）
  …周期を確認
  画像で漿膜炎，腹水
- TNF受容体関連周期性症候群（TRAPS）
- ベーチェット

〈腹腔内〉
狙って読むとわかる（造影CT，MRI）

メッケル憩室のヘルニア，重積

内ヘルニア，外ヘルニア
…出たり，引っこんだり

SMA症候群…食後に悪化

盲腸捻転…発達障害に多い

過敏性腸症候群（IBS）・機能性ディスペプシア（FD）
…食事や排便との関係

好酸球性腸炎

慢性腸間膜虚血
…画像で動脈の石灰化を探す

特発性腸間膜静脈硬化症
…山梔子（漢方サンシシ）の薬歴
画像で静脈の石灰化
内視鏡で青銅色

血管炎（大・中・IgG4）
…造影とアンギオが大事　生検！

異所性子宮内膜症

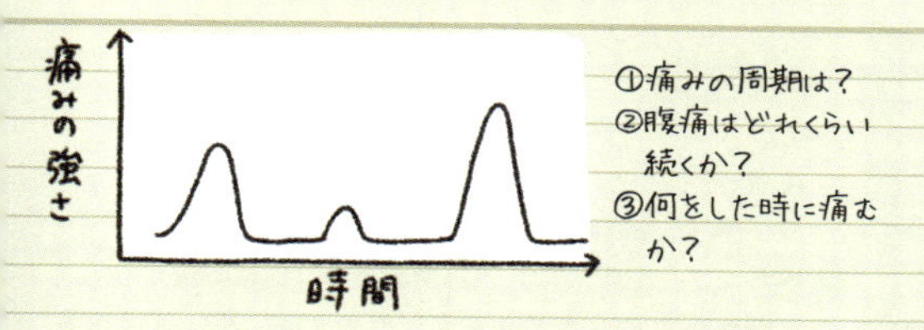

〈精神×腹痛〉

精神症状があったら注意

- セリアック
  …十二指腸粘膜，もしくは小腸の生検
- ポルフィリア
- レジオネラ
- てんかん
- 異食症（胃石：柿，髪，石）
- 片頭痛
- 鉛中毒
- 高Ca
- 盲腸捻転（発達障害に多い）
- 身体表現性障害

〈腹腔外〉

体位・姿勢・感覚・カーネット 狙って撮る

- 前皮神経絞扼症候群（ACNES）
  …カーネット徴候
- 異所性子宮内膜症
  …生理のたびに痛い
  MRIで確認
- 帯状疱疹後後遺症
- モンドール病…エコーで血栓
- 肺炎…crackle
- 膿胸…胸膜痛
- 脊椎・神経根疾患（ヘルニア）
  …腹痛，下肢のしびれ，反射
- Slipping rib syndrome
  …肋骨の下から手を入れて診察
- 遊走腎
  …立位で増悪
  立位と臥位でエコーと静脈性腎盂造影
- 精巣捻転…精巣をみる！
- 腎梗塞

Chapter 3

KeyWord 060

鼠径部痛

CHECK!

1. 皮膚・皮下組織：帯状疱疹, 蜂窩織炎, ACNES
2. 皮下脂肪：脂肪織炎, 鼠径部子宮内膜症
3. ヘルニア：鼠径ヘルニア（鼠径靭帯の腹側に膨隆）, 大腿ヘルニア（痩せ型の中年以降の女性に多く, 鼠径靭帯の下から膨隆）, 閉鎖孔ヘルニア（大腿内側にしびれ）
4. リンパ節：性感染症, 悪性リンパ腫, 菊池病
5. 腹腔内臓器・後腹膜臓器：虫垂炎, 尿管結石, 卵巣出血
6. 動脈：動脈解離, 動脈瘤
7. 滑液包：腸腰筋滑液包炎, リウマチ性多発筋痛症, 偽痛風
8. 股関節：変形性関節炎, 関節リウマチ, 偽痛風, 化膿性
9. 筋肉：血腫, 膿瘍, 化膿性筋炎
10. 大腿骨：頸部骨折, 恥坐骨骨折, 骨頭壊死
11. 放散痛：精巣捻転, 椎間板ヘルニア

- 鼠径部の解剖を理解することが重要である。
- 痛みの部位が鼠径靭帯の上なら腹腔内臓器や後腹膜臓器の疾患を考える。鼠径靭帯の下なら股関節の疾患を考える。
- 腫瘤の存在やどの層に痛みの局在があるかを身体所見, エコーで明らかにする。
- 大動脈解離, 大動脈瘤, ヘルニア嵌頓, 精巣捻転, 化膿性股関節炎, 大腿骨骨頭壊死を見逃さない。
- 成人では滑液包炎が原因となることがある。腸腰筋滑液包炎は破裂すると筋肉に沿って炎症が広がるため, 腸腰筋膿瘍にみえることがある。
- 大腿骨頭壊死はアルコール多飲, ステロイド服用により起こりやすい。

『鼠径部痛（股関節以外）』

⇒腫瘤が触れるかがポイント → エコーでcheck!

皮膚・皮下組織

帯状疱疹，蜂窩織炎，ACNES，皮下膿瘍

皮下脂肪

脂肪織炎，脂肪腫，myolipoma，鼠径部子宮内膜症

ヘルニア

鼠径ヘルニア，
大腿ヘルニア，
閉鎖孔ヘルニア
↓
放散痛で太ももが痛い

外側鼠径窩
鼠径管
内側鼠径窩

リンパ節

STD，下腿の外傷，
リンパ腫，菊池病，
リンパ肉芽腫症（クラミジア）

腹腔内・後腹膜臓器

虫垂炎，虫垂癌，尿管結石，
卵巣捻転，卵巣出血

動脈

動脈解離，動脈瘤

☆滑液包

腸腰筋滑液包炎，
リウマチ性多発筋痛症，偽痛風

股関節

変形性関節症，関節リウマチ，
偽痛風，化膿性

筋肉

血腫，膿瘍，化膿性筋炎

☆大腿骨

頸部骨折，恥坐骨骨折，
骨頭壊死，軟骨脆弱骨折

放散痛

精巣捻転，椎間板ヘルニア

☆＝股関節の動きで痛みUP

『滑液包炎は難しい』

腸腰筋滑液包炎

成人の15%は股関節と交通

→股関節疾患を反映

- 化膿性
- 外傷
- 結晶性
- 出血
- 関節リウマチ
- リウマチ性多発筋痛症

拡大の方向や大きさによって症状は様々

- 有痛性鼠径部腫瘤
- 鼠径部痛
- 大腿神経の圧迫による感覚障害
- 大腿静脈の圧迫による静脈拡張

腸腰筋膿瘍のmimicになる

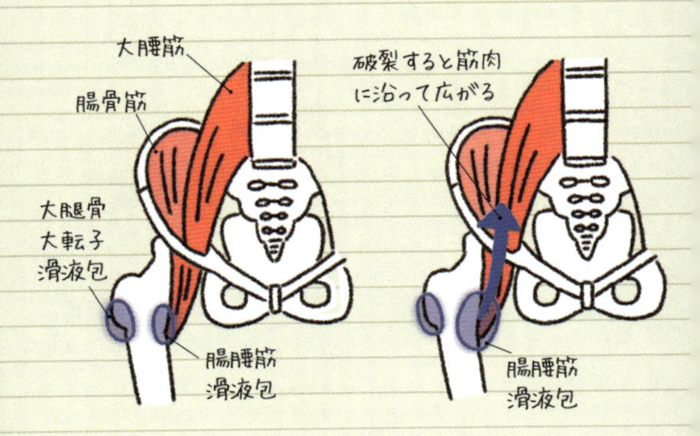

KeyWord 061

新しく出現した尿失禁

CHECK!

D：drug（薬剤）

I：infection（敗血症，尿路感染症）

A：atrophic urethritis and vaginitis（萎縮性尿道炎／腟炎）

P：psychological（うつ病，認知症，せん妄）

E：endocrine（高血糖，高カルシウム血症）

R：restricted mobility（運動制限）

S：stool impaction（宿便）

＊"DIAPERS（おむつ）"という覚え方をする

- 尿失禁をみたときに尿路だけに異常があるのではなく，全身疾患から尿失禁が起ったと考えることも大切である。特に高齢者の尿失禁は敗血症を疑う。
- さまざまな薬剤（抗うつ薬，抗不安薬，利尿薬）が尿失禁の原因となる。
- 尿失禁を切迫性・腹圧性・溢流性・機能性と分けて考えることも大切である。切迫性尿失禁が最も多い。排尿筋の過剰反射が中枢からの抑制を上回るときに起こる。また過活動膀胱も原因となる。
- 萎縮性腟炎にはエストロゲン腟坐薬が有効である。

参考文献 MKSAP 15, General Internal Medicine, American College of Physicians, 2010:170.

KeyWord 062

結節性紅斑の主な原因

CHECK!

1. 特発性(50%以上)
2. 感染症：レンサ球菌性咽頭炎(28〜48%), マイコプラズマ, クラミジア, エルシニア, 抗酸菌
3. サルコイドーシス(11〜25%)
4. 薬剤性(3〜10%)：抗菌薬, 経口避妊薬など
5. 妊娠(2〜5%)
6. 腸管病変(1〜4%)：潰瘍性大腸炎, ベーチェット病

- 結節性紅斑は20〜30代に多くみられる下腿前面に起こる有痛性の脂肪織炎である。
- 特発性を除けば, レンサ球菌性咽頭炎による結節性紅斑が原因として最も多い。
- 下腿後面の難治性結節性紅斑は, 結核を疑い皮膚生検を行う。
- 硬結性紅斑は女性の下腿に好発する無痛性皮下結節。硬くしばしば潰瘍を形成する。結核が原因。
- 稀な原因についても押さえておく。

■ 結節性紅斑の稀な原因(1%未満)

ウイルス感染
・ヘルペス, EBウイルス, サイトメガロウイルス, B型肝炎, C型肝炎, HIV

細菌感染
・カンピロバクター, サルモネラ, 梅毒

参考文献
1) Schwartz RA et al. Erythema nodosum：a sign of systemic disease. Am Fam Physician. 2007；75(5)：695-700.
2) 上田剛士. ジェネラリストのための内科診断リファレンス. 医学書院. 2014：648-59.

KeyWord 063

腎不全患者の貧血

CHECK!

1. エリスロポエチンの低下
2. 相対的な鉄欠乏：ビタミンB12欠乏，葉酸欠乏，消化管出血

- GFRが30％以下に下がると90％が腎性貧血を起こす。Hb<10g/dLならば，エリスロポエチンの投与が必要である。エリスロポエチン測定は診断や治療の役に立たない。
- 鉄欠乏性貧血は多い。直腸診で黒色便を確認する。
- 血液検査によるフェリチン，ビタミンB12，葉酸を測定する。

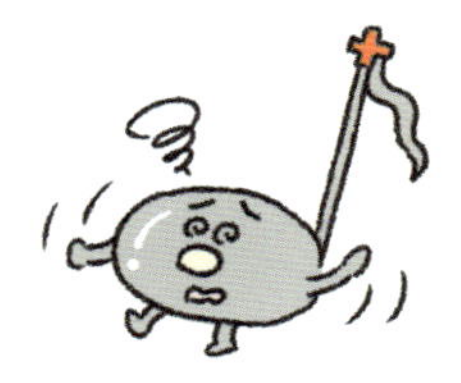

参考文献
American college of physicians. MKSAP 17 Hematology and oncology. 2015：200-1.

KeyWord 064

クレアチンキナーゼ(CK)上昇

CHECK!

1. ウイルス感染症:インフルエンザ, エコー, コクサッキー
2. 細菌感染症:敗血症, 肺炎
3. 寄生虫感染症
4. 高体温:悪性症候群, 熱中症
5. 外傷, けいれん, 運動
6. 薬剤:アルコール, スタチン
7. 内分泌・代謝異常:
   甲状腺機能低下症, 糖尿病性ケトアシドーシス
8. 電解質異常:
   低カリウム, 低ナトリウム, 低リン, 低マグネシウム
9. 炎症性筋疾患:皮膚筋炎, 多発筋炎, 封入体筋炎
10. 筋ジストロフィー

- 尿潜血(+), 尿沈渣で赤血球(−), 泥状茶色顆粒円柱(+)ならば横紋筋融解症を疑う。
- ウイルス感染による筋炎が原因として最多。冬ならばインフルエンザ, 夏ならばコクサッキー感染を疑う。
- 市中肺炎ではレジオネラ肺炎が最も多い。
- 心筋由来のCK上昇のことがあるので, 心筋炎の評価(心電図, 心エコー, 心筋逸脱酵素)は必要。ウイルス, 薬剤, アルコール, 抗SRP (signal recognition particle)抗体陽性の筋炎が原因となる。
- ミオグロビン上昇がない時は, マクロCK血症(免疫グロブリンとCKの結合)を疑う。

『横紋筋融解症』

つめ方

①心臓は大丈夫か？；ウイルス性，SRP抗体（PM/DMの中でもまれ）
②筋炎の部位を同定し，MRIでチェック
③筋生検をする；病理で特殊免染，生の検体のPCR
→悩むのはウイルスのつめ方

〈感染〉

ウイルス

- インフルエンザ；季節や海外渡航歴
- エコー
- コクサッキー
- HIV
- EBV，アデノ，パルボ
- ヘルペス
- デング
- CMV
- ヒトパレコ

細菌

- Urosepsis
- 肺炎
- 肺炎球菌
- レジオネラ
- オウム病
- マイコプラズマ
- 野兎病
- ライム
- クラミジア
- 菌血症（ブドウ球菌，大腸菌 etc.）
- サルモネラ
- 寄生虫

〈非感染症〉

低体温
→悪性症候群，熱中症

外傷
→ヘビ毒

けいれん

喘息発作

アルコール・薬
→スタチン，HIV治療，ダプトマイシン

内分泌・代謝性
→甲状腺機能低下
→DKA，HHS

電解質
→低K
低Na（急速に補正されたときもリスク）
低P
低Mg

自己免疫

- 皮膚筋炎→ARS，Jo1
- 壊死性→SRP抗体，スタチン関連
- 封入体筋炎

筋ジストロフィー

遺伝性

column 11

腎盂腎炎の原因

1. **尿路上行性感染**
   腎盂・尿管の形態異常，尿路結石，悪性腫瘍，膀胱尿管逆流症，前立腺肥大症
2. **血行性感染**
3. **リンパ行性感染**

- 腎盂腎炎は多くは膀胱などの炎症が上行性に腎盂に達するもので，その原因としてこれらの疾患を想起しなければならない。特に男性の腎盂腎炎は非常に珍しいため，原因精査が必要である。
- 新しく出現したeGFR≦40mL/分，尿路結石，尿pH≧7.0では画像診断をする。
- 腎盂腎炎の起炎菌は大腸菌が9割である。ESBL（extended-spectrum β-lactamase）産生株が増加している。膀胱カテーテルの留置がある場合には，その他のさまざまな菌が原因となる。

参考文献 Johnson JR, Russo TA. Acute Pyelonephritis in Adutts. N Engl J Med 2018;378:48-59.

KeyWord 065

リウマチ性多発筋痛症(PMR)を考えたときに思い浮かべたい疾患

CHECK!

1. 感染性心内膜炎, 敗血症
2. 側頭動脈炎(巨細胞性動脈炎)
3. 高齢発症の関節リウマチ

Chapter 3

- これらの疾患は初期症状が非常に類似していて, 判断に迷うことが少なくない。
- 感染性心内膜炎の可能性を考える場合は, 抗菌薬投与前に血液培養を少なくとも3セット採取しておく。
- 側頭動脈炎では中等量のステロイド(プレドニゾロン40〜60mg/日)の投与を迅速に行わなければ, 失明の危険がある。
- 高齢発症の関節リウマチやその他の膠原病では, 少量のステロイドが効く可能性がある。高齢発症のリウマチは初期にはリウマチ性多発筋痛症との鑑別が非常に難しい。リウマチ因子や抗CCP抗体が陽性となり, 末梢の関節炎があることが鑑別の手助けとなるが, しばらく経過をみなければわからないケースも多い。
- 悪性腫瘍, crowned dens syndromeもPMR類似の症状を呈することがある。

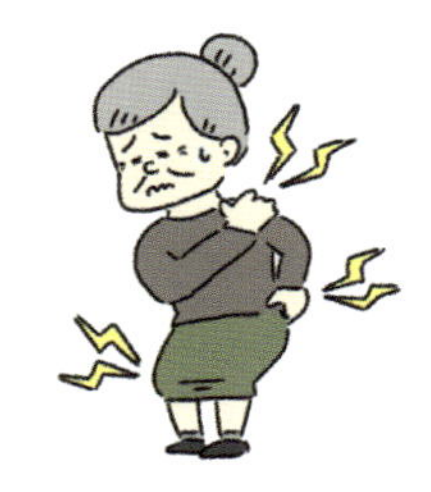

参考文献

1) González-Gay MA. Polymyalgia rReumatica. Lancet 2017;390:1700-12.
2) PMRと思いきや! 総合診療 2018;28(4):576-85.

KeyWord 066

痰のグラム染色で多数の白血球が存在するのに起炎菌がいないとき

CHECK!

1. **グラム染色で染まらない菌がいる**
2. **抗菌薬投与後**

- 抗酸菌，マイコプラズマ，クラミドフィラ，レジオネラなどの細菌やウイルスはグラム染色で染まらない病原体である[1)]。
- グラム染色で菌が見えない場合には，これらの病原体を想定してチール・ネルゼン染色や培養，PCR，血清抗体，尿中抗原検査が必要な場合がある。
- 市中肺炎の38%で病原体が明らかになった。ウイルス（23%），細菌（11%），細菌とウイルス（3%），真菌または抗酸菌（1%）であった。多い原因はライノウイルス（9%），インフルエンザウイルス（6%），肺炎球菌（5%）であった[2)]。

参考文献
1）宮城征四郎，藤田次郎編著，呼吸器疾患診断 Clinical Pearls，南江堂，2015：57-79.
2）Jain S et al. Community-Acquired Pneumonia Requiring Hospitalization among U.S. Adults. N Engl J Med. 2015：373（5）：415-27.

Chapter

4

＼用心！／

入院患者のかかせないキーワード

Point!

- 当直や病棟業務を乗り切るための鑑別診断集
- 「いつもと違う」が合言葉
  入院患者の“観”察を忘れないように！

KeyWord 067

入院中の発熱

CHECK!

感染症

- Device：デバイスからの感染＝
  CAUTI（カテーテル関連尿路感染),
  CRBSI（カテーテル関連血流感染),
  VAP(人工呼吸器関連肺炎)
- Decubitus：褥瘡
- CDI：*C.difficile* 関連感染症

非感染症

- CPPD：偽痛風
- Drug：薬剤
- DVT：深部静脈血栓症

＊6Dの頭文字で憶える
＊誤嚥性肺炎を加え「6D+1」とすることもある

- 薬剤は発熱の原因として非常に多い。抗菌薬や解熱鎮痛薬が発熱の原因となることがある。
- 入院中または入院前に抗菌薬を使用していれば, *Clostridium difficile*関連下痢症の可能性を考える。白血球が数万に上昇することも珍しくない。
- 長期に安静を保っている患者ではDVTの発生やDVTからの肺塞栓の合併を可能性として考える。
- 入院中は看護師が褥瘡の管理をしているため, 新たに褥瘡ができるということは珍しいが, 入院前からの褥瘡の悪化や糖尿病患者では足の指の間の潰瘍や蜂窩織炎に注意しなければならない。
- 内科疾患がほぼ完治したときに, 発熱を起こすことがある。高齢者では偽痛風によることが多い。
- 重症患者では無石性胆嚢炎や総胆管結石も鑑別に挙がる。
- 点滴刺入部からの感染症や血管性静脈炎, 尿バルーンを留置している患者では尿路感染症に注意しなければならない。

KeyWord 068

入院後に新規発症したけいれんや意識障害

CHECK!

1. アルコール離脱症候群
2. 低血糖
3. 脳症：Wernicke, 抗菌薬
4. 電解質異常
5. 薬剤性：睡眠薬
6. CO_2ナルコーシス
7. 心内膜炎からの脳膿瘍
8. 精神疾患：悪性症候群, セロトニン症候群, ベンゾジアゼピン離脱, せん妄
9. 頭蓋内出血

- アルコール離脱症候群による強直間代性痙攣は, 断酒後12～48時間で起こる。重症になると蛇や虫などの幻視, 幻聴, 錯乱, 著明な脈拍数や血圧上昇が加わり, 振戦せん妄（delirium tremens）と呼ばれる。治療薬は補液とビタミンB1, ジアゼパムである。
- 抗菌薬による脳症はセフェピムやメトロニダゾール, ペニシリン系, キノロン系, マクロライド系で報告がある。
- 電解質異常は低ナトリウム, 高ナトリウム, 高カルシウムに注意する。

参考文献
吉田常恭ほか：System 2―理詰めで追い詰める感染症編⑤,「先生！ 患者さんの顔がピクピクしています！」. 総合診療. 2015;25(10):949-55.

KeyWord 069

見逃されやすい不明熱の原因

CHECK!

1. 腫瘍
   悪性リンパ腫, 腎細胞癌, 左房粘液腫
2. 感染症
   培養検査陰性の心内膜炎, 粟粒結核, 腸チフス,
   サイトメガロウイルス感染症
3. リウマチ性疾患
   全身性エリテマトーデス, 成人スティル病, 結節性多発動脈炎,
   サルコイドーシス, 中枢神経限局血管炎, ベーチェット病,
   再発性多発軟骨炎
4. そのほか
   薬剤熱, 亜急性甲状腺炎, 家族性地中海熱, 副腎不全

- 不明熱の原因精査のためには, いたずらに高価な検査を重ねるより, もう一度患者のベッドサイドに行きイスに座りながら「はじめて調子が悪くなったときから経時的に, どんな細かい症状でもよいので教えてほしい」と1時間ほど問診をとることが診断の近道である。
- 症状のある部位には何かの原因があると考えるのが自然である。
- また薬剤熱も非常に多い。岡田正人先生(聖路加国際病院リウマチ膠原病センター)の「比較三原則」(①比較的元気, ②比較的徐脈, ③比較的CRPが上がらない)が有名である。熱のわりにケロッとしていることが多い。内服しているすべての薬を中止, または別系統の薬に変えて1週間程度様子をみることを私はよくする。健康食品や漢方は薬と考えていない患者もいるため, これらについても詳細に病歴をとる。
- 毎日基本的な身体所見をとることを忘れないことも大切である。心内膜炎ではある日突然, 心雑音が大きくなってきたり, 指先にオスラー結節や眼瞼の小さな点状出血が見つかるものである。狙って身体所見を取りに行かなければ, 目の前にある重要所見を見つけることはできない。

KeyWord 070

けいれんの原因

CHECK!

1. 頭部外傷, 頭蓋内腫瘍, 脳の虚血：心筋梗塞, 不整脈
2. 中枢神経感染症：髄膜炎, 脳炎
3. 発熱(こども)
4. てんかん
5. アルコール離脱症候群, ベンゾジアゼピン離脱症候群
6. 薬剤性：鎮痛薬, 抗菌薬, 免疫抑制薬, 向精神薬, テオフィリン
7. 代謝異常：低血糖, 電解質異常(低ナトリウム, 低カルシウム, 低マグネシウム), 肝機能障害, 腎機能障害, ビタミンB1欠乏

Chapter 4

- 目撃者があるときは, けいれんを強く示唆する意識障害を起こす前に頭を回旋するような動きがあったか, けいれん中に開眼していたかを確認する。舌側面の舌咬傷も本物のけいれんを疑う身体所見である。
- てんかん発作の好発年齢はこどもと高齢者である。それ以外の年齢の患者がけいれんを起こした場合には, 薬剤や代謝異常, アルコールなどの原因をまず考えなければならない。
- 心室細動のような重篤な不整脈によって, 脳の虚血が起こった場合もけいれんが生じることがある。

参考文献
1) Adams SM et al. Evaluation of a first seizure. Am Fam Physician 2007；75：1342–47.
2) 坂本 壮. 救急外来 ただいま診断中！ 中外医学社. 2015：45-68.

column 12

▶ ICUにおける筋力低下

1. critical illness polyneuropathy & critical illness myopathy
2. Guillain-Barré症候群
3. 重症筋無力症
4. ポルフィリン症
5. ランバート・イートン症候群(LEMS)
6. 筋萎縮性側索硬化症(ALS)
7. 血管炎
8. 頸椎症
9. ボツリヌス症

- 重症呼吸不全の患者が人工呼吸器につながれ, 長期間にわたり鎮静薬を投与されているとcritical illness polyneuropathy/myopathyを起こすことがある。
- Guillain-Barré症候群では, 下肢から上行する筋力低下や知覚障害が典型的であるが, フィッシャー症候群ように外眼筋麻痺や運動失調を起こす亜型も存在する。
- 重症筋無力症ではアセチルコリン受容体に対する自己抗体が原因となり, ランバート・イートン症候群では小細胞癌や自己免疫疾患に伴うアセチルコリンの分泌障害が原因となる。
- 触知できる紫斑や糸球体腎炎, 若年者における虚血症状やよくわからない神経症状, 発熱, 多臓器不全があるときには血管炎を疑う。
- 頸椎症を疑った場合には, 画像による頸椎圧迫のrule outが必要である。

参考文献 Kress JP and Hall JB. ICU-Acquired Weakness and Recovery from Critical Illness. N Engl J Med 2014;370(17):1626-35

KeyWord 071

開腹歴のない患者の腸閉塞

CHECK!

1. ヘルニア
2. 偽性腸閉塞症
   (急性型の大腸閉塞はOgilvie症候群とよばれる)
3. 腹膜炎や電解質異常, 薬剤, 強皮症,
   アミロイドーシスによる腸管麻痺
4. 腸捻転
5. 食物や異物:餅やしいたけなど
6. アニサキス症
7. 上腸間膜動脈閉塞症
8. 上腸間膜動脈(SMA)症候群

- 腸閉塞患者のほとんどには手術歴がある。したがって手術歴のない患者が, 腸閉塞を起こした時はこのような鑑別診断をすぐに展開する必要がある。
- 50歳以上の患者では, 小腸や大腸の悪性腫瘍も考慮すべきである。
- 超急性の発症であれば腸間膜動脈(静脈)の塞栓症を考える。
- SMA症候群は若いやせた女性に多く, S状結腸捻転症は高齢者に多い。
- 小腸アニサキス症は原因不明の腸閉塞として手術された標本から見つかることも多い。日本近海でとれる魚介類の多くにアニサキスが寄生しているといわれているため, 最近の生魚の摂取歴は訊かなければならない。

KeyWord 072

溶血性貧血

CHECK!

1. 自己免疫性溶血性貧血
   (autoimmune hemolytic anemia：AIHA)
2. 球状赤血球症
3. 微小血管病性溶血性貧血
   (microangiopathic hemolytic anemia：MHA)
4. 発作性夜間ヘモグロビン尿症
   (paroxysmal nocturnal hemoglobinuria：PNH)

- AIHAはクームステストが陽性である。
- 球状赤血球症ではスメアで球状赤血球を認める。
- 破砕赤血球が認められればMHAである。MHAにはTTP-HUS(血栓性血小板減少性紫斑病-溶血性尿毒症症候群), 悪性高血圧, SLE, 強皮症による腎クリーゼが含まれる。
- TTPはADAMTS13活性の低下, HUSは志賀毒素を産生する病原性大腸菌(O157)や補体制御異常により起こる。
- PNHではクームステストは陰性で血管内溶血のためにヘモグロビン尿やヘモジデリン尿が認められる。鉄欠乏性貧血を合併することも多い。CD59欠損の赤血球や顆粒球を認める。

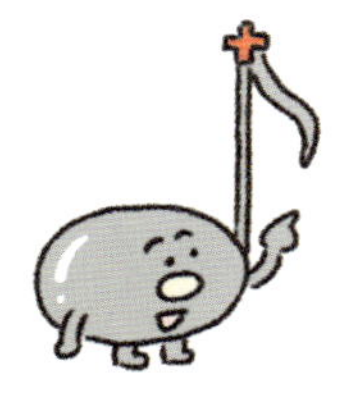

KeyWord 073

鉄剤投与で反応が悪い鉄欠乏性貧血

CHECK!

1. 鉄剤のコンプライアンス不良
2. 持続的な消化管出血・性器出血
3. *Helicobacter pylori*感染症
4. ビタミンB12欠乏，葉酸欠乏，溶血性貧血の合併
5. 慢性炎症
6. Roux-en-Yバイパス手術後

- 鉄剤は副作用の吐き気が強く出るために服用が困難な場合がある。寝る前に1錠服用からスタートするとうまくいくことが多い。寝ているときは吐き気をあまり感じない。1～2週間続けると慣れが生じ，その後は通常の2錠を毎日服用することが可能となる。
- *Helicobacter pylori*感染症，萎縮性胃炎，セリアック病では鉄剤の吸収が妨げられる。
- 貧血は鉄欠乏のみならず，ビタミンB12や葉酸，溶血性貧血，慢性炎症，サラセミアといった他の原因も存在するため，貧血のスクリーニング法としてフェリチン，ビタミンB12，葉酸，網状赤血球数，LDH，間接ビリルビンのチェックが鉄剤投与の前に必須である。

参考文献
Camaschella C. Iron-deficiency anemia. N Engl J Med. 2015;372(19):1832-43.

KeyWord 074

ネフローゼ症候群

CHECK!

原発性ネフローゼ症候群

1. 巣状分節性糸球体硬化症
   (focal segmental glomerulosclerosis)
2. 膜性腎症
   (membranous glomerulopathy)
3. 膜性増殖性糸球体腎炎
   (membranoproliferative glomerulonephritis)
4. 微小変化型
   (minimal change glomerulopathy)

二次性ネフローゼ症候群

1. 糖尿病(最多)
2. 感染症
3. 自己免疫疾患

- **ネフローゼ症候群**：たんぱく尿≧3.5g／日，血清アルブミン≦3.0g/dL。
- **巣状分節性糸球体硬化症**：肥満，HIV，薬剤(ビスホスホネート)が原因となることもある。
- **膜性腎症**：悪性腫瘍，B型肝炎，SLE，NSAIDsと関連あり。腎静脈血栓を起こしやすい。
- **膜性増殖性糸球体腎炎**：C型肝炎(クリオグロブリン血症)，ブドウ球菌感染症と関連する。

KeyWord 075

肝機能と腎機能がともに悪化する病態

CHECK!

1. 心不全による心拍出量低下 → うっ血肝と腎不全
2. 末期肝障害 → 肝腎症候群
3. 薬剤 → 横紋筋融解症 → 急性尿細管壊死
4. 肝炎 → クリオグロブリン血症 → 腎障害
5. アミロイドーシス
6. 悪性腫瘍

- 肝機能と腎機能がともに悪化する病態について鑑別診断をよく抑えておくと臨床でとても役に立つ。
- 心拍出量が低下する病態では腎血流と肝臓血流の低下による悪化が考えられる。
- 横紋筋融解症を起こす薬剤はたくさんある。有名なものはHMG-CoA還元酵素阻害薬(スタチン)やアルコールである。
- 横紋筋融解症は薬以外にも挫滅症候群, けいれん, 過度の運動, 熱中症, 悪性症候群や感染症で起こりうる。
- 尿潜血反応は陽性だが尿沈渣で赤血球が認められない場合, および泥状の茶色顆粒円柱が認められれば横紋筋融解症を疑う。CK上昇を確認すれば容易に診断ができる。
- クリオグロブリン血症を起こす肝炎はC型肝炎が有名である。

KeyWord 076

SIADHと思ったら考えるべき病態

CHECK!

1. 利尿薬
2. 甲状腺機能低下症
3. 副腎不全
4. 腎不全
5. 嘔吐
6. Reset osmostat
7. Cerebral/Renal salt wasting
8. MRHE
(mineralocorticoid responsive hyponatremia of the elderly:老人性鉱質コルチコイド反応性低ナトリウム血症)

- **Reset osmostat**:慢性の低Na血症。妊娠, 感染症, 悪性腫瘍が原因。ADH分泌の閾値が低い。
- **Cerebral/Renal salt wasting**:頭蓋内疾患(特にくも膜下出血)で交感神経系への刺激やBNP産生増加により, 尿中へのNa排出が起こる。頭蓋内疾患がないこともある。
- SIADHは除外診断である。したがって上記のものが完全に除外できなければSIADHの診断をしてはいけない。
- 食事・輸液を考慮しなければ, 尿中(Na + K)濃度>血清(Na + K)濃度であれば低Na血症は進行する。

■ SIADHの原因

・薬剤:ホルモン剤, 精神科薬, 抗けいれん薬
・脳疾患:脳腫瘍, 脳炎
・肺疾患:肺炎, 肺膿瘍
・悪性腫瘍:肺小細胞癌など

参考文献 山中克郎, 澤田覚志, 植西憲達編. UCSFに学ぶ できる内科医への近道, 改訂第4版, 南山堂, 2012:166-72.

KeyWord 077

抗菌薬治療でよくならない肺炎

CHECK!

1. 耐性菌による肺炎
2. 非定型肺炎
3. 合併症（たとえば膿胸）
4. 好酸球性肺炎
5. 血管炎
6. 間質性肺炎
7. 化学性肺炎

- 一般に感染症の経過は「どんどん良くなるか，どんどん悪くなるか」である。したがって，症状が不変の場合には，いつもとは違う可能性を考えなければならない。
- 抗菌薬のスペクトラムが起炎菌をカバーしていないのか，または抗菌薬の選択は適切だが，抗菌薬が届きにくいような膿が存在するのか，抗菌薬で反応を示さない好酸球性肺炎や血管炎，間質性肺炎の可能性を考える。
- 誤嚥性肺炎の一部は胃酸による化学性肺炎である。
- 急性の好酸球性肺炎では，喫煙が発症の原因となることがある。慢性好酸球性肺炎では，発熱，体重減少，盗汗，呼吸困難があり，末梢優位の陰影（photographic negative of pulmonary edema）や，上肺野に強い陰影（smoke over the chimney）が特徴である。

column 13

市中肺炎の鑑別診断

1）胸部レントゲン写真に異常がある場合

1. 心不全+ウイルス感染症
2. 誤嚥性肺炎
3. 肺塞栓症
4. 肺線維症の急性増悪
5. 気管支拡張症の急性増悪
6. 急性好酸球性肺炎
7. 血管炎

2）胸部レントゲン写真に異常がない場合

1. COPD増悪
2. インフルエンザ
3. 急性気管支炎
4. 百日咳
5. 気管支喘息+ウイルス感染症

- グラム染色や痰の培養で起炎菌が判明している場合には問題は少ないが，もし起炎菌がわからないときに，細菌性肺炎として治療し，その効果がないような場合には上記の疾患を考えなければならない。
- 肺癌に伴う閉塞性肺炎のこともある。気管支洗浄液の分析や造影CTによる肺塞栓症の除外が必要なケースもある。

参考文献　Wunderink RG et al. Clinical practice. Community-acquired pneumonia. N Engl J Med. 2014;370(6):543-51.

KeyWord 078

間質性肺炎の原因

CHECK!

1. 感染症：マイコプラズマ，ウイルス，ニューモシスチス
2. 職業／環境性：石綿肺，珪肺，過敏性肺炎，鳥飼病
3. 薬剤：黄芩を含む漢方薬，抗菌薬，メトトレキサート，抗がん剤，アミオダロン
4. 膠原病：全身性エリテマトーデス，関節リウマチ，強皮症，皮膚筋炎
5. サルコイドーシス
6. 特発性

- まず二次性を考えて検査を行う。
- 問診では時間経過に基づく症状の変化，喫煙歴，職業歴，家族歴（自己免疫疾患，肺疾患），薬剤歴が特に重要である。
- 急性過敏性肺炎は夏型（74%）が多く，慢性過敏性肺炎は鳥関連（60%），夏型（15%），住宅関連（11%）の頻度である。[2]
- 胸部レントゲン写真は20%の症例で正常である。HRCT（High-resolution CT）を撮影する。
- 薬剤性肺障害のパターンは『Pneumotox』というサイトに役立つ情報ある（http://www.pneumotox.com/）。
- 特発性には特発性肺線維症（IPF），非特異性間質性肺炎（NSIP），剥離性間質性肺炎（DIP），急性間質性肺炎（AIP），特発性器質化肺炎（COP），リンパ球性間質性肺炎（LIP），呼吸細気管支炎を伴う間質性肺炎（BR-ILD）がある。

Chapter 4

参考文献
1）MKSAP17. Pulmonary and Critical Care Medicine.2015：29-39.
2）日本内科学会雑誌2017;106(6):1217.

KeyWord 079

門脈炎の原因

CHECK!

1. 憩室炎
2. 虫垂炎
3. 壊死性膵炎
4. 炎症性腸疾患

- 門脈炎は死亡率の高い病態である。
- 腹部CT検査で門脈や腸間膜静脈の血栓，血管周囲脂肪組織の濃度上昇，ガスが認められる。
- *Bacteroides fragilis* や *Escherichia coli* による感染症が原因として最も多い。

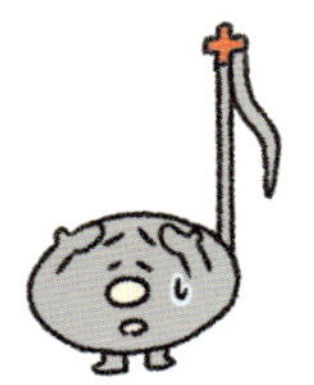

参考文献 Bazan F, Busto M. Pylephlebitis as a Complication of Diverticulitis. N Engl J Med. 2015;373(23):2270.

KeyWord 080

腸間膜脂肪織炎

CHECK!

1. 悪性リンパ腫
2. カルチノイド
3. 結核
4. アミロイドーシス
5. Whipple病
6. 異物による慢性炎症
7. 近接する癌や慢性炎症に対する反応
8. IgG4関連疾患
9. 後腹膜肉腫

Chapter 4

- CT検査で腹部に偶発的に認められる腸間膜脂肪織炎は多い。多くは小腸間膜に起こる。無症状であることも多く，ほとんどは自然軽快する。
- 症状が伴う場合にはこれらの鑑別疾患を頭におき，各種の検査が必要となる。症状の改善がない場合には腹腔鏡下での生検も検討する。

参考文献 高岸勝繁先生のブログ，Hospitalist ～病院総合診療医～，http://hospitalist-gim.blogspot.jp/

KeyWord 081

吸収不良症候群

CHECK!

1. 乳糖不耐症
2. 慢性膵炎
3. セリアック病
4. 小腸での細菌増殖
5. 胆汁酸の吸収不良
6. 小腸切除
7. 腸管瘻孔

- 吸収不良症候群は体重減少, 慢性下痢, 貧血(鉄欠乏性または巨赤芽球性), 低アルブミン, PTの延長(ビタミンK欠乏による)があるときに疑う。脂肪便のため便は悪臭がし, 水に浮かび便器にこびりつく。
- 小腸での細菌増殖があるときは, 腸管内の細菌がビタミンB12を消費し, 葉酸を産生するため, 血中のビタミンB12は低下し, 葉酸は上昇する。
- 短腸症候群が問題になるのは, 回腸を100cm以上切除した場合である。
- セリアック病は, グルテンによって引き起こされる免疫反応である。軽症から重症まで症状はさまざまなため, たくさん見逃されていると思われる。幼少から病弱であったり, 鉄欠乏性貧血, 脂肪便, 頻回の嘔吐, ビタミンB12欠乏症による手足の痺れ, 小水疱と痒みのある皮疹(dermatitis herpetiformis)が特徴である。

KeyWord 082

レイノー現象

CHECK!

1. 原発性
2. 膠原病(SLE, MCTD, 強皮症, Sjögren症候群, 皮膚筋炎/多発性筋炎, 関節リウマチ), 血管炎
3. 振動病
4. 動脈硬化
5. 閉塞性血栓血管炎:Buerger病
6. 血液異常:クリオグロブリン血症, 多血症, monoclonal gammopathy
7. 胸郭出口症候群, 手根管症候群
8. 甲状腺機能低下症

- レイノー現象では, 時間に応じて白・青・赤と指の色調が変化する。必ずしも診察時にレイノー現象がみられないため, 患者にはスマートフォンでレイノー現象が出たときの写真を撮ってきてもらうとよい。
- 寒冷やストレスでの誘発, 左右対称性, 組織の壊死なし, 2次性を示唆する症状／所見なし, 正常なNail fold capillaries, 血沈正常, 抗核抗体陰性は原発性レイノー現象を示唆する。
- Nail fold capillariesに血管走行の異常や指先の虚血性変化があれば2次性レイノー現象を疑う。
- CBC, 生化学, 尿検査, 抗核抗体, 補体(C3, C4), リウマチ因子を提出。さらに必要に応じてTSH, 免疫電気泳動, HCV抗体, ds-DNA抗体, Sm抗体, Scl-70抗体, SS-A抗体, クリオグロブリンの検査が必要となる。

参考文献 Wigley FM. Clinical practice. Raynaud's Phenomenon. N Engl J Med. 2002; 347(13):1001-8.

KeyWord 083

アルコールがらみの病気

CHECK!

1. 急性アルコール中毒
2. 肝性脳症
3. Wernicke脳症
4. アルコール離脱症候群
5. 低血糖
6. 慢性硬膜下血腫
7. アルコール性ケトアシドーシス
8. 慢性膵炎
9. 電解質異常:低カリウム,低マグネシウム,低リン

- 肝性脳症では羽ばたき振戦や血清アンモニア値の上昇が参考になる。多くは何度も肝性脳症を繰り返している。肝硬変の身体所見(クモ状血管腫,女性化乳房,腹水,浮腫,脾腫,手掌紅斑)がみられる。
- Wernicke脳症の診断は難しい。Wernicke脳症の3徴は,①意識障害,②小脳運動失調,③眼球運動障害である。眼振や外転神経麻痺がみられることが多い。しかし,3徴がすべて揃うことは17%しかなく,多くは軽い精神状態の変化のみである。
- ビタミンB1の欠乏した食事を1〜2週間続けるとビタミンB1欠乏症を起こす。拒食症やつわりなどで食事が全く摂れない人,アルコール多飲者に起こりやすい。少しでも疑えば治療的診断をすることが大切である。ビタミンB1を100mg静注する。
ビタミンB1より先にブドウ糖を投与すると,ビタミンB1欠乏の症状がひどくなることがあるため,要注意である。
- **ペラグラ**:ナイアシン欠乏による。症状は4D(dermatitis, dementia, diarrhea, death→参考P158)。
- 消化器症状(嘔気,嘔吐,腹痛)を伴うアニオンギャップ開大性の代謝性アシドーシスでは,アルコール性ケトアシドーシスを疑う。十分な補液とビタミンB1および糖を補充する。

- 断酒後, 6〜12時間すると手の振戦や頻脈, 頻呼吸, 体温上昇が生ずる。強直性・間代性けいれんを起こすこともある。重症になると断酒後, 48〜96時間の間に振戦せん妄という状態が起こることがある。
- 振戦せん妄では蛇や虫などの幻視, 幻聴, 錯乱, 著明な脈拍数や血圧上昇が起こる。アルコール離脱症候群を防ぐためには, ジアゼパムの予防投与が有効である。
- アルコールは肝臓での糖新生を妨げるため低血糖を起こすことがある。またアルコール多飲者には, 低カリウム, 低マグネシウム, 低リンが起こることがある。

■ 階段下で倒れていた意識障害の酔っぱらいの鑑別診断

急性アルコール中毒
階段からの転倒による頭部外傷
転落とは無関係の脳血管障害
低血糖
電解質異常
ビタミンB1欠乏症
感染症(敗血症, 髄膜炎)

■ 血中アルコール濃度の推定

推定血中アルコール濃度(mg/dL)=浸透圧ギャップ×4.6
　浸透圧ギャップ=実測値−計算値
　血漿浸透圧の実測値=2Na+血糖(mg/dL)/18+BUN(mg/dL)/2.8
※血中アルコール濃度>250mg/dLで意識障害を起こす

Chapter 4

参考文献 ‖ 坂本 壮. 救急外来 ただいま診断中! 中外医学社. 2015:442-57.

『アルコール多飲者の問題』

ポイント

①1つ見つけて満足しない

②Check項目を埋めるように診察

〈代謝〉

- アルコール性ケトアシドーシス（AKA）
- 乳酸アシドーシス
- 痛風
- 低血糖
- 急性アルコール中毒

〈心筋〉

- アルコール性心筋炎

〈電解質異常〉

- 低K，低Mg，低Na

〈消化器〉

- マロリー・ワイス症候群
- 胃食道逆流症（GERD）
- 胃炎
- 下痢
- 脂肪肝
- 肝炎→肝硬変→静脈瘤
- 膵炎

〈ビタミン〉

- Vitamin

脂溶性

A

D

E

K

水溶性

B1

B2

B3

B6

葉酸

B12

C

⇓

- ネオラミン・スリービー®（B1，B6，B12）
- ナイクリン（B3）

column 14

小血管の閉塞（手の血管病変）

1. **血栓性血小板減少性紫斑病**
   (thrombotic thrombocytopenic purpura；TTP)
2. **播種性血管内凝固症候群**
   (disseminated intravascular coagulation；DIC)
3. **劇症型抗リン脂質抗体症候群**
   (catastrophic antiphospholipid syndrome；CAPS)
4. **塞栓：コレステロール塞栓症，心内膜炎**

- 小血管が閉塞を起こす疾患は限られる。
- TTPではADAMTS13と呼ばれる酵素活性の減少により，超高分子量のフォンウィルブランド因子(VWF)が血中に蓄積し，過剰な血小板凝集が起こり血栓が生じる。
- DICは感染などさまざまな原因によって起こるが，血小板が急激に低下し，PT（プロトロンビン時間）やAPTT（活性化部分トロンボプラスチン時間）が延長する。皮下出血を伴う。
- CAPSは抗リン脂質抗体症候群による血管閉塞が身体のあらゆるところに起こり，重症の臓器障害を引き起こす。APSはSLEに合併することが多い。ループスアンチコアグラントを測定する。流産の既往を訊くことも大切である。
- 高齢者腎不全の10％はコレステロール塞栓が原因といわれている。動脈硬化を有する患者にカテーテル操作を行ったり，抗凝固薬を投与するときに起こる。側腹部痛，網状皮斑，blue toe 症候群，好酸球の増多，低補体血症やホーレンホーストプラークと呼ばれる眼底のコレステロール塞栓が特徴的である。数週間かけて発症することが多く，皮膚や腎臓の生検で血管内にコレステロール血症が見つけられれば，確定診断となる。皮膚所見を伴うのは10～15％程度である。

参考文献

Baggett MV et al. Case records of the Massachusetts General Hospital：Case 5-2014：2014：A 59-year-old man with fever, confusion, thrombocytopenia, rash, and renal failure. N Engl J Med. 2014；370(7)：651-60.

KeyWord 084

海綿静脈洞に発生する疾患

CHECK!

1. **腫瘍性病変：悪性リンパ腫，髄膜腫，神経鞘腫，転移性腫瘍**
2. **血管性病変：動静脈瘻，海綿状血管腫**
3. **肉芽腫病変：サルコイドーシス，多発血管炎性肉芽腫症（Wegener肉芽腫症），Tolosa-Hunt症候群**

- 海綿静脈洞は下垂体を取り囲むように左右にあり，その中には内頸動脈，動眼神経（III），滑車神経（IV），外転神経（VI），三叉神経（V）が存在する。したがってこれら複数の神経を同時に侵すような症状の場合には，海綿静脈洞に占拠性病変があることを示唆する。

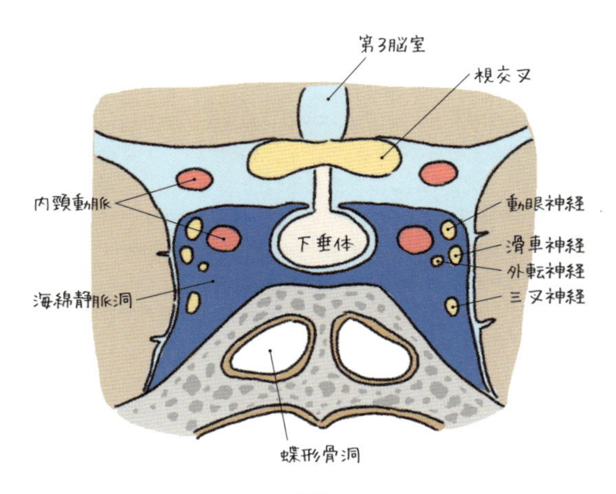

KeyWord 085

尿崩症

CHECK!

❶中枢性尿崩症

1. 特発性：自己免疫性下垂体炎
2. 家族性
3. 続発性：腫瘍，浸潤

❷腎性尿崩症

1. 薬剤：リチウム，アムホテリシンB，ホスカルネット
2. 電解質異常：高カルシウム，低カリウム
3. その他：尿閉，アミロイドーシス，Sjögren症候群

❸妊娠尿崩症

胎盤が産生する酵素がADHを破壊する。

＊下線は多い原因

- 続発性の中枢性尿崩症の原因には，原発性または転移性腫瘍や浸潤性疾患がある。浸潤性疾患ではIgG4関連下垂体炎，サルコイドーシス，多発血管炎性肉芽腫症（Wegener肉芽腫）などがある。また外傷や術後，低酸素脳症でも続発性中枢性尿崩症を起こしうる。
- 高ナトリウム血症のよくある原因は，高血糖やマンニトールに伴う浸透圧利尿，下痢や嘔吐による体液喪失，尿閉解除後の利尿，意識障害や麻痺により水分摂取ができないことである。これらが否定的な場合は，尿崩症が大切な鑑別診断となる。

参考文献 || American College of Physician. MKSAP17.Nephrology.2015:13-4.

KeyWord 086

無菌性髄膜炎

CHECK!

1. 髄膜脳炎：ヘルペス脳炎，帯状疱疹ウイルス脳炎，アシクロビルに反応しない脳炎（EB，サイトメガロ，インフルエンザ，麻疹，パルボ，ムンプス）
2. 膠原病関連：SLE，強皮症，ベーチェット病，Vogt-小柳－原田病，血管炎，サルコイドーシス
3. 中途半端に治療された細菌性髄膜炎
4. 性感染症：HIV，梅毒，ヘルペス2型

- 無菌性髄膜炎ではCRPが上昇しないことがある。
- 薬剤（NSAIDｓ），真菌感染症（クリプトコッカス，カンジダ），髄膜周囲の感染症（硬膜外膿瘍，乳突炎），癌性髄膜炎（leptomeningeal carcinomatosis）でもリンパ球優位の髄液細胞数増加となる。
- ステロイドが投与されると，自己免疫疾患，腫瘍随伴症候群，結核性髄膜炎では症状が軽快してしまう。治療前の髄液・血清保存が診断には重要である。治療の進め方はどう「引き算」するか，どう「足し算」するかである。

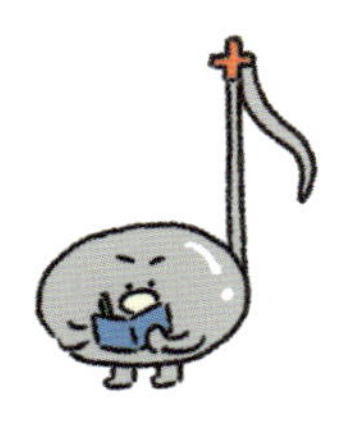

『無菌性髄膜炎の考え方』

〈Meningo-encephalitis〉

アシクロビルに反応するもの

- HSV脳炎
  →疑ったら治療を！
- VZV脳炎

アシクロビルに反応しないもの

EBV，CMV，インフルエンザ，麻疹，パルボ，ムンプス

〈膠原病関連〉

- 全身性エリテマトーデス
- シェーグレン症候群
- ベーチェット病
- Vogt-小柳-原田病
- 血管炎
- サルコイドーシス

⇒病歴，身体所見で怪しければ，グググッと踏み込む
⇒MRIの閾値を低く
⇒ステロイドが効果的なことが多い

~~〈Partial treatmentをうけた細菌性〉~~
〈Partially relatedの細菌性〉

- とことん抗菌薬服用歴の有無を探す
- 前医に問い合わせる

⇒置き薬で抗菌薬を飲んでいることもある
⇒前医の点滴に入っていることもある

〈STD関連〉

- 急性HIV感染症
- 梅毒
- HSV-2髄膜炎

⇒Oral sexを含めて訊く！

『髄膜炎・脳炎対応後……』

どう引き算するか

- ステロイド……デキサメタゾン10mg，6hr，3日で終了
  - ステロイドが入って効く疾患
    - 橋本脳症
    - パラネオ（はあまり効かない）
    - 全身性エリテマトーデス
    - 悪性リンパ腫
- 抗菌薬
  - バンコマイシン：ペニシリン耐性肺炎球菌
  - セフトリアキソン：肺炎球菌，インフルエンザ菌，髄膜炎菌
  - アンピシリン：リステリア

⇒らしくなければ培養㊀で終了　*リケッチアがらみがどこまであるかをCheck!

- 抗ウイルス薬……単純ヘルペスウイルス脳炎
  ↓
  髄液PCR negative
  ↓
  3日目，髄液PCR negative
  ↓
  終了
- ドルミカム……不穏，けいれんが治まれば終了
- VB1，12（ネオラミン）‥VB1やVB12欠乏してそうなら，補充しておく
  - 12 → PPI，メトホルミン，萎縮性胃炎

どう足し算するか

- クリプトコッカス…墨汁染色，血清の抗原，CT
- 結核……染色，培養，PCR，ADA
- マイコプラズマ…抗体，PCR，CT
- リケッチア……刺し口，抗体
- HIV……抗体，PCR
- レプトスピラ……原因不明の黄疸，ネズミの曝露
- Q熱……動物の曝露

} 最初に大量に髄液をとっておく。どこで加えるか決めておく

Chapter

5

＼上達！／

知っておくと差がつく熟練のキーワード

Point!

- 診断のスペシャリストを目指すためのアプローチ術
- 「今」だけでなく、「いつか」のための学びも"肝"要だ！

KeyWord 087

増悪・軽快をくり返す疾患

CHECK!

1. 全身性エリテマトーデス
2. 血管内リンパ腫
3. ホジキン病
4. 成人スティル病
5. 結核
6. 慢性活動性EBウイルス感染症
7. 心内膜炎
8. 周期性発熱症候群

- 自然に経過が改善したり，しばらくみていると経過が悪化したり……という病状に波のある経過をたどる一連の疾患がある。
- 上記の鑑別診断を想定しながら，特異的な検査を追加したり，きめ細かな身体所見のチェックが必要となる。
- 周期性発熱症候群には家族性地中海熱，TRAPS，PFAPAなどが含まれる。

■ 特異的な検査の例

抗核抗体
Sm抗体
抗ds-DNA抗体
リンパ節生検（リンパ節の腫脹があれば）
ランダム皮膚生検
フェリチン
ツベルクリン反応
インターフェロンγ遊離試験
EB抗体価
血液培養
心エコーによる弁疾贅のチェック

KeyWord 088

発熱＋脾梗塞

CHECK!

1. 感染性心内膜炎
2. 全身性エリテマトーデス(SLE)＋抗リン脂質抗体症候群(Anti-phospholipid syndrome；APS)
3. Vasculitis(血管炎)
4. myxoma(粘液腫)
5. nonbacterial thrombotic endocarditis(marantic endocarditis)

- 血液培養や心エコー検査による左房粘液腫，血栓症の存在，弁疣贅の検出，C-ANCA，P-ANCA，抗リン脂質抗体や抗核抗体検査，Sm抗体，抗ds-DNA抗体検査が有用である。
- marantic endocarditisは末期がん(特に腺がん)やSLEで起こる。
- **血管炎を疑う臨床症状**：発熱，倦怠感，肺胞出血，多発性単神経炎，触知できる紫斑(palpable purpura)，腹痛，腎炎，網状皮斑(livedo reticularis)，関節痛。

Chapter 5

■ 血管炎と思ったときに鑑別すべき疾患のリスト

心内膜炎
左房粘液腫
コレステロール塞栓
抗リン脂質抗体症候群
薬剤

参考文献 山中克郎，澤田覚志，植西憲達 編．UCSFに学ぶ できる内科医への近道 改訂第4版，南山堂，2012:347.

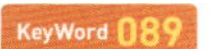

CRPが陰性の不明熱

CHECK!

1. 全身性エリテマトーデス
2. 中枢神経感染症：真菌・結核性髄膜炎
3. 中枢神経限局血管炎
4. 副腎不全
5. 血腫
6. サルコイドーシス

- 感染症や炎症があれば，数日以内にCRPは上昇することが多い。CRP上昇の機序は，細菌やその他の病原体に対して好中球が作用しIL6を分泌する。そのIL6が肝臓でC-reactive protein（CRP）をつくるためである。
- しかしながら，CRPが上昇しにくい疾患群が知られている。長い経過をたどる感染症（関節炎，骨髄炎），脳卒中，全身性エリテマトーデスでは血沈は高いのにCRPは上昇していないということが起こる。
- これらの疾患によるCRPや血沈の推移の特性を知っていれば鑑別診断に大いに役に立つ。
- 結核，悪性症候群，心因性発熱，薬剤熱，悪性リンパ腫，膿瘍，ウイルス感染症でもCRPが上昇しないことがある。

参考文献 ‖ 西垂水和隆．感染症以外の疾患の見抜き方（1）．総合診療 2017；27:460

KeyWord 090

フォーカスがはっきりしない感染症

CHECK!

1. 中耳炎
2. 歯髄炎
3. 咽頭や膣粘膜からの細菌侵入
4. 感染性心内膜炎
5. 胆管炎／肝膿瘍
6. 子宮留膿腫
7. 前立腺炎
8. 肛門周囲膿瘍

- 「絶対にフォーカスを見つける」という強い心構えが大切である。
- 患者の訴えによく耳を傾け問診をとり直す。症状がある場所の近くに問題があることが多い。
- 視診, 触診, 聴診, 打診をフルに使って, 上記の見逃しやすい感染症がないかどうかを丁寧に診察していく。
- 感染性心内膜炎は入院後何日か経ってから心雑音が聴こえてくることもある。
- 尿路が結石で閉塞していると, 腎盂腎炎があっても尿中白血球は陰性のことがある。
- 血液培養2〜3セット, 胸部レントゲン写真, 尿検査, 尿培養(fever work up)は欠かせない。

column 15

よくわからない脳炎の治療法

❶ 血液培養採取後，デキサメタゾン，セフトリアキソン，アンピシリン，アシクロビル，ビタミンB1で治療を開始する。

❷ 治療効果不十分と判断されれば，ステロイドパルスを行う。想定される疾患は自己免疫疾患（SLE），自己免疫性脳炎（橋本脳症，抗NMDA受容体抗体脳炎）。

❸ 抗真菌薬：クリプトコッカス髄膜炎を想定するとき。

❹ 免疫グロブリン静注療法（IVIG）：Miller Fisher症候群やBickerstaff型脳幹脳炎を想定するとき。

❺ 抗結核薬：結核を想定するとき。

❻ ドキシサイクリン：ライム病を想定するとき。

❼ マイコプラズマ：マイコプラズマに対して治療が必要があるかどうかは議論がある。なぜなら自己免疫的な機序によって起こる場合が多いからである。

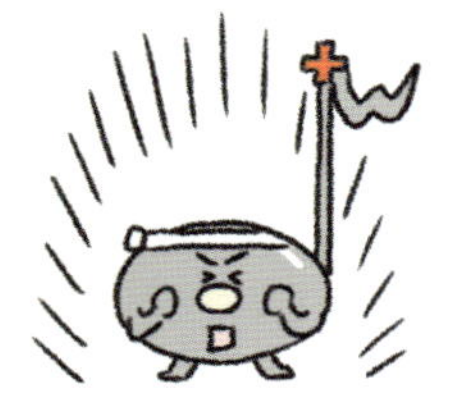

KeyWord 091

神経痛として咽頭痛をきたす疾患

CHECK!

1. 三叉神経痛
2. 舌咽神経痛
3. 茎状突起過長症

- **三叉神経痛**：頻度が最も高い。歯磨きや顔を触るという誘因がもとになって，非常に鋭い電撃痛を起こす。痛みは数秒で治まるが，それが何回も続く。三叉神経痛は一般に第2枝（V2）または第3枝（V3）領域が多い。
- **舌咽神経痛**：頻度は三叉神経痛の1/100ほどである。舌咽神経痛は喉の奥に鋭い痛みを生じるまれな疾患であるが，非常に強い痛みを起こし，この痛みのために自殺をする者まで出てくる。人間が感じる最もひどい痛みを起こす疾患であり，迅速な治療が必要とされる。
- **茎状突起過長症**：イーグル症候群とも呼ばれ，側頭骨の茎状突起から舌骨まで石灰化を起こしてくる。この石灰化のために内頸動脈やその周りの舌咽神経を圧迫し，咽頭痛を生じる。
- これらの神経痛では二次性に起こっていることがある。多発性硬化症や腫瘍，膿瘍，動脈瘤，動脈硬化による神経の圧排が原因の場合がある。
- 三叉神経痛と舌咽神経痛には，カルバマゼピン（テグレトール®）が有効である。茎状突起過長症は，ステロイドや局所麻酔薬の局注や茎状突起切除術が行われる。カルバマゼピンで軽快しない神経痛に関しては，手術によりこれら神経とその横に走る血管とを分離すると痛みが消えることがある。

Chapter 5

参考文献
1）Waldman SD. 臨床でよく出合う 痛みの診療アトラス．2014：33-7.
2）Waldman SD. Atlas of Uncommon Pain Syndromes 3rd edition.2013：35-6,48-51.

KeyWord 092

Small fiber neuropathy

CHECK!

1. 耐糖能異常，糖尿病
2. ビタミンB12欠乏
3. 甲状腺機能障害
4. 膠原病：Sjögren症候群，関節リウマチ，混合性結合組織病
5. HIV感染症
6. C型肝炎：クリオグロブリン血症
7. セリアック病
8. 薬剤
9. Guillain-Barré症候群
10. 腫瘍随伴症候群
11. パラプロテイン血症
12. サルコイドーシス

- Small fiber neuropathyの典型例は，糖尿病患者が足の裏によく訴えるチクチクした，まるで熱い砂の上を歩いているような灼熱痛である。これを起こす疾患は非常に多くあり，糖尿病だけでなく75g経口ブドウ糖負荷試験をしてはじめてわかる耐糖能異常も，この病態を起こすことが知られている。これが最も多い原因である。
- 末梢優位の手足（glove-stocking type）に灼熱感を伴うしびれを起こすことが多いが，まれに上肢，顔面，体幹に生じることがある（non-length dependent polyneuropathy）。Sjögren症候群，腫瘍随伴症候群，セリアック病が鑑別診断となる。
- 自律神経障害（起立性低血圧，dry eye，口渇，便秘，手足の発汗低下）を伴うことがある。
- 神経伝達速度は正常である。皮膚生検（punch biopsy）で確定診断をする。
- 優れた総説がある[1]。

参考文献
1) Tavee J et al. Small fiber neuropathy：A burning problem. Cleve Clin J Med. 2009；76(5)：297-305.

column 16

ミエロパチーを疑うとき

1. 急に歩けなくなった，Guillain-Barré症候群かなと思った時，転倒後に手を痛がり手がうまく使えない，ビタミンB1欠乏かなと疑った時，大動脈術後の下肢麻痺ではミエロパチーを疑う。
2. レベル形成を伴う感覚（温痛覚）障害がないか調べる。レベルより末梢の脊髄には異常がないことがわかる。
3. 脊髄への圧迫病変，炎症，脱髄らしさを検討する。
4. 発症から症状完成までの時間，障害部位が鑑別診断を絞り込むのに役立つ。

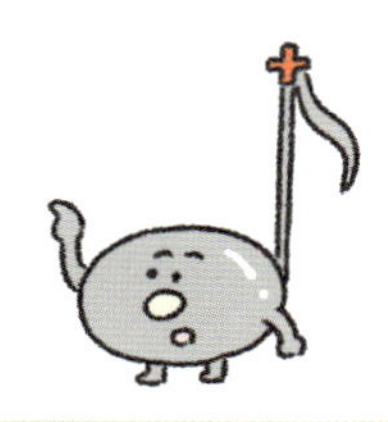

column 16 ミエロパチーを疑うとき

〜ポイント〜

ミエロパチーを疑ったら

疑う根拠

⇒明らかなレベル形成のある感覚障害

⇒(両)下肢の運動と感覚が同時にやられている

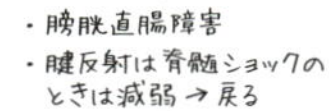

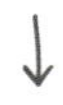

①圧迫病変はないか

緊急MRI

- 骨折
- 血腫
- 膿瘍
- 腫瘍
- ヘルニア

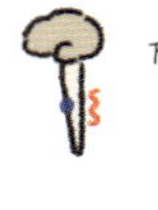

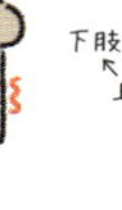

整形Dr call

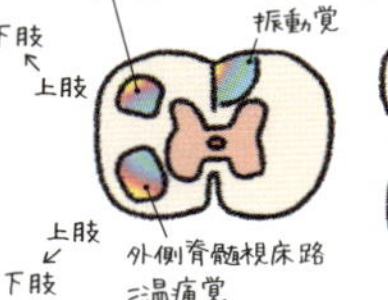

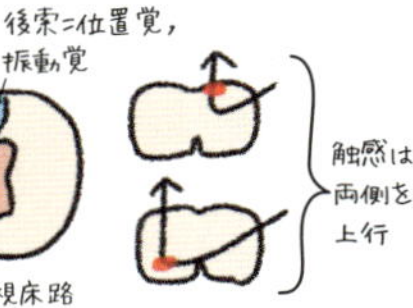

②炎症はないか

造影MRIかルンバール
(細胞数↑)

- そこだけ腫脹
- 造影効果⊕

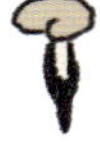

ステロイドIVIgを考慮

③脱髄らしさはあるか

- MBP,オリゴクローナルバンド,IgGインデックス,抗AQP4抗体
- 頭部MRIで病変,眼の症状を確認

実はミエロパチーではない

大脳鎌
→脳腫瘍

神経
→GBS
→馬尾症候群
→血管炎
→MG
→ボツリヌス
→ビタミンB1欠乏

筋
→周期性四肢麻痺
→甲状腺

精神的
→身体表現性障害

～ポイント～

発症から症状完成まで

⇒ ～4h ；血管障害

⇒ 4h～21日 ；炎症

⇒ 21日～ ；非炎症性疾患，TB，サルコイドーシス

場所も大事

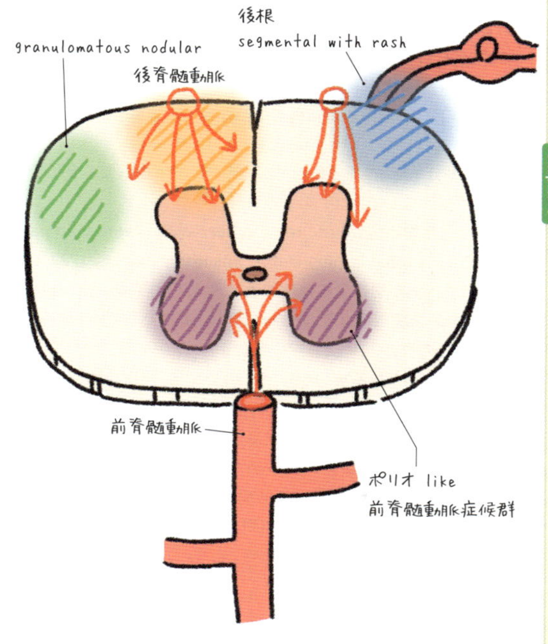

Chapter 5

KeyWord 093

運動後のトラブル

CHECK!

1. 好酸球性筋膜炎
2. 先天性脂肪酸代謝異常症
3. EAH(exercise-associated hyponatremia)
4. 運動後急性腎不全(ALPE)
5. 行軍ヘモグロビン尿症
6. アナフィラキシー
7. 不整脈

- **好酸球性筋膜炎**：激しい運動や外傷後に四肢の筋膜が炎症を起こす。左右対称性の硬性浮腫と痛み，発赤がみられる。
- **先天性脂肪酸代謝異常症**：脂肪酸をミトコンドリアへ転送する代謝経路の異常。成人以降に横紋筋融解，筋痛，ミオパチーを起こすこともある。
- **EAH**：水分を取りすぎるとマラソン後に低ナトリウム血症を起こすことが知られている。
- **運動後急性腎不全(Acute renal failure with severe Loin pain and Patchy renal ischemia after anaerobic Exercise；ALPE)**：若い男性が無酸素運動の数時間後に腰背部痛，腹痛，嘔気を訴える。腎性低尿酸血症は発症リスクとなる。造影剤40mLを静注し，24時間後の単純CTで造影剤の楔状残存がみられる。
- **行軍ヘモグロビン尿症**：剣道やマラソンでは，足底で物理的に赤血球の破壊が起こる。
- **アナフィラキシー**：運動，または食事＋運動により肥満細胞からヒスタミンが放出され，アナフィラキシーが起こることがある。
- **不整脈**：肥大型心筋症，急性心筋梗塞，不整脈源性右室心筋症はスポーツ選手の突然死として，しばしばマスコミで話題になる。

『運動後のトラブル』

運動後の ○○

筋肉痛 ＋ 好酸球上昇

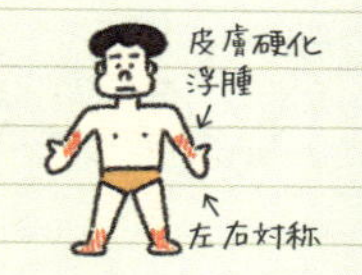

好酸球性筋膜炎

→手足がパンパン，曲げにくい，CKがあがることも

筋肉痛 ＋ 横紋筋融解症

先天性脂肪酸代謝異常症

→成人発症例あり。ちょっとした運動でも起こる

・グルタル酸血症2型（G-A2）
・極長鎖アシルCoA脱水酵素（VLCAD）欠損症

低Na血症 ＋ 横紋筋融解症

Exercise-associated hyponatremia（EAH）

長距離後

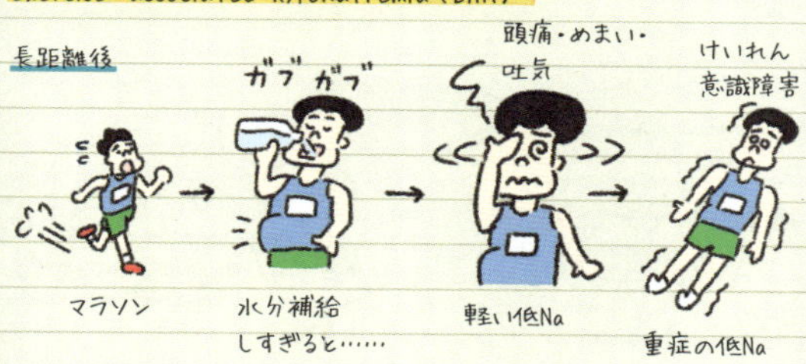

リスク 長い時間のレース，水分過剰摂取，BMIの低い人（20以下）

Chapter 5

背部痛 ＋ 腎不全

運動後急性腎不全

→ALPE：Acute renal failure with severe Loin pain and Patchy renal ischemia after anaerobic Exercise

短距離後

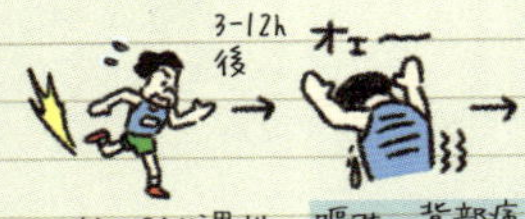

10～20代男性

嘔吐，背部痛，腹痛
まるで尿路結石

Ck上昇なし
Cr上昇
UA低い

delayed CT
造影剤40mL投与して1日後にCTを撮る

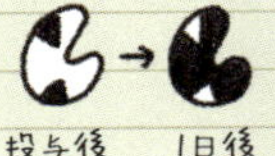

リスク 感冒，NSAIDs，脱水

真っ赤～黒な尿

行軍ヘモグロビン尿症

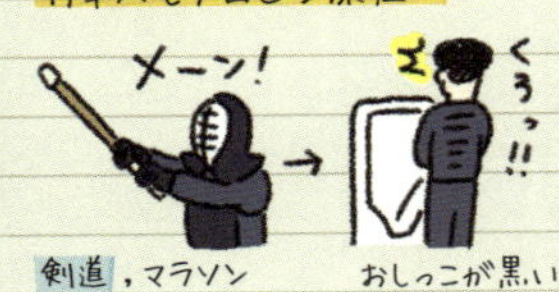

剣道，マラソン　おしっこが黒い

↑日本の報告はほとんど剣道

血液検査
LDH↑
Hp↓
Hb↓
||
溶血性貧血

運動後は本当に血尿が出る人も多い

尿検査
潜血＋＋＋
沈渣
RBC < 5/HPF
↓
Hb尿症
ミオグロビン尿症
↓
ときに腎不全まで

意識消失～ショック

運動誘発アナフィラキシー

→食物依存性運動誘発アナフィラキシー

午後の体育が禁止になった原因

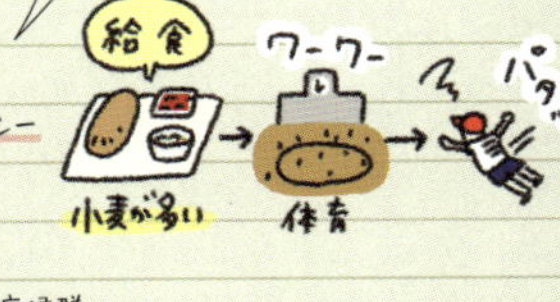

不整脈 → 突然死

- 心臓震とう
- QT延長症候群，Brugada症候群，WPW症候群
- 不整脈原性右室異形成
- 川崎病の既往（冠動脈狭窄）
- カテコラミン誘発性心室頻拍
- 肥大型心筋炎
- 重症大動脈狭窄
- 冠動脈奇形

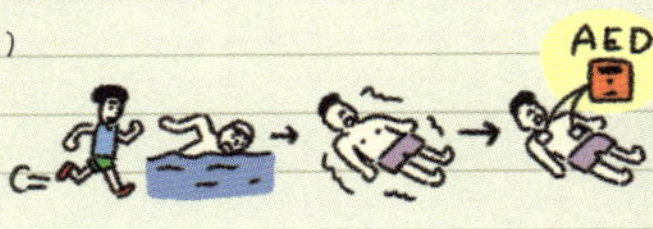

KeyWord 094

味覚障害

CHECK!

1. 薬剤性：抗ヒスタミン薬，抗けいれん薬，抗菌薬，抗がん剤
2. 口腔内感染（カンジダ，ヘルペス），歯肉炎
3. 口内乾燥：加齢，Sjögren症候群
4. 亜鉛欠乏，ビタミンB12欠乏
5. Burning mouth症候群
6. 頭部外傷

- 薬による味覚障害は非常に多いため，薬剤歴は徹底的に聴取しなければならない。
- 嗅覚障害と味覚障害は合併することもある。

■ 嗅覚障害の鑑別診断

頭部外傷
上気道炎
副鼻腔炎
喫煙
加齢
神経変性疾患（パーキンソン病，アルツハイマー病，多発性硬化症）
薬剤

Chapter 5

参考文献
Bromley SM. Smell and taste disorders：a primary care approach. Am Fam Physician. 2000；61（2）：427-36, 438.

KeyWord 095

移動性関節炎

CHECK!

1. 痛風
2. 感染性心内膜炎
3. 淋菌性関節炎
4. 反応性関節炎
5. ライム病
6. 急性リウマチ熱
7. Whipple病

- 移動性関節炎とは腫れたり，痛くなったり，熱をもつ関節が移動していくことである。完全に関節炎がよくなった後にしばらく間を置いてから，いろいろな関節が炎症を起こしてくる。
- よく似た言葉に付加性関節炎がある。付加性関節炎はひとつの関節炎が治ることなく，次から次へと別の関節に炎症を起こしてくる病態である。
- 最も頻度が高いものは痛風である。
- 生来健康な若者が大関節（膝，手首）に関節炎を起こした時は淋菌感染を疑う。
- 反応性関節炎は下肢優位の非対称的関節炎を起こす。結膜炎，尿道炎，アキレス腱踵骨付着部の圧痛，環状亀頭炎を起こす。

参考文献
加藤道宏．膠原病．総合内科999の謎．清田雅智，八重樫牧人 編．メディカル・サイエンス・インターナショナル，2015：333-4．

KeyWord 096

顎のしびれ

CHECK!

1. **転移性悪性腫瘍:乳癌, 悪性リンパ腫, 肺癌**
2. **顔面外傷, 歯科処置**
3. **全身性疾患:糖尿病, アミロイドーシス, サルコイドーシス, 血管炎, HIV, 梅毒, 多発性硬化症**

- 顎のしびれを訴える患者では悪性腫瘍の想起が重要である。
- 似た症状にnumb cheek症候群というものもある。三叉神経第二枝の障害で起こる頬の感覚障害で, 悪性腫瘍との関連が報告されている。
- 視床の脳梗塞や出血では, 手口感覚症候群(cheiro-oral syndrome)といわれる同側の手と口の周囲の知覚障害が起こる。視床では口と手の領域が互いに近接しているためである。

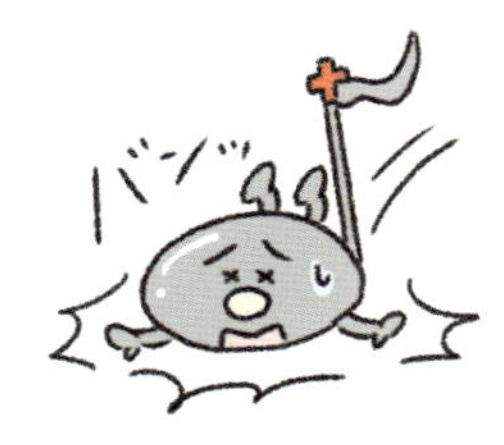

参考文献 上田剛士. 続・しびれるんです! 限局した部位のしびれ 単神経炎を中心に 顔がしびれます. 総合診療. 2016;26(11):916-20.

KeyWord 097

ペラグラの症状

CHECK!

1. Diarrhea（下痢）
2. Dementia（認知症）
3. Dermatitis（皮膚炎）
4. Death（死）

- ペラグラは，アルコール依存症の患者に多くみられる。日光の当たる前腕や首にびらんや紅斑を伴う皮膚炎が生じる。
- 首のところにネックレスのような皮疹（Casal's necklace）がみられることがある。下痢や精神症状（せん妄，幻覚，不安，抑うつ，運動失調）が起こる。
- 治療はナイアシン（ビタミンB3）を経口または経静脈的に補充する。数日以内に症状は改善する。
- アルコール依存症の患者では，ペラグラが見過ごされている可能性がある。1種類のビタミンB群欠乏がある場合，他のビタミンB群（ビタミンB1，B3, B6，B12，葉酸）も欠乏している可能性は高い。

参考文献 Kapoor R et al. Clinical problem-solving. D is for delay. N Engl J Med. 2014;371(23):2218-23.

KeyWord 098

後索障害

CHECK!

1. ビタミンB12欠乏症，葉酸欠乏症
2. 銅欠乏症
3. ビタミンB6過剰摂取
4. 脊柱管狭窄症
5. 腫瘍随伴症候群
6. Sjögren症候群
7. 脊髄癆（神経梅毒）
8. 糖尿病

- 後索障害は振動覚の低下やロンベルグ徴候により診断ができる。高齢者では振動覚の低下は年齢とともに起こるが，足関節内果（または外果）での5秒以下の振動覚の低下は後索障害を強く疑う。
- 問診では「洗面時」や「入浴中の立位でのシャンプーによる洗髪」の際，目を閉じたときに体がふらつくかどうかを訊くとよい。
- ビタミンB12が180-350pg/mL（正常下限）であっても，ホモシステイン＞13nmol/mLかつ葉酸が正常値ならビタミンB12欠乏症の可能性がある。
- サプリメントの過剰摂取は，サプリメントに多く含まれる亜鉛の過剰摂取につながる。亜鉛は銅の吸収を阻害し銅欠乏症を起こす。銅欠乏症はビタミンB12欠乏症と臨床的には区別がつかない。
- 脊柱管狭窄は高齢者には非常に多く，物理的に後索を圧迫する。
- 原因の診断が難しい神経症状や筋症状が亜急性に進行した場合には，必ず腫瘍随伴症候群を鑑別診断に入れなければならない。
- 「一日に何度目薬をさすのか」「何歳から入れ歯を使用しているのか」などを詳しく訊くことは，Sjögren症候群の診断のヒントとなる。
- 梅毒は血液検査で容易に診断可能である。

参考文献 Saly DL.et al. An Element of Unsteadiness. N Engl J Med. 2017;377:1379-85.

KeyWord 099

アルカリフォスファターゼ(ALP)のみ上昇し，AST・ALT・T-Bilがほぼ正常の場合

CHECK!

1. 薬剤
2. 粟粒結核
3. 悪性リンパ腫/白血病
4. アミロイドーシス
5. サルコイドーシス
6. 肉芽腫を形成する血管炎
7. 原発性胆汁性肝硬変
8. 原発性硬化性胆管炎

- αGTPの上昇がなければALPは骨由来の可能性がある。αGTPもALPと同様の上昇を認める場合，最も頻度が高い原因は薬剤性であろう。薬剤性肝障害は肝細胞障害型と胆汁うっ滞型があるが，後者の場合，このようなパターンとなる。
- 肝臓癌や胆管癌ではALPのみの上昇とはならない。肝臓にびまん性に浸潤する悪性腫瘍や感染症ではALPの上昇が起こる。

参考文献
1) Harrison's principles of Internal Madicine 19th edition. 2015:1997.
2) Approach to the patient with abnormal liver biochemical and function tests.Uptodate 2017.

KeyWord 100

リング状造影（ring enhancement）

CHECK!

M：Metastasis（脳への転移）

A：Abscess（脳膿瘍）

G：Glioblastoma multiforme（多形性膠芽腫）

I：Infarct（脳梗塞：亜急性期で出現する）

C：Contusion（脳挫傷）

D：Demyelinating disease（脱髄疾患）

R：Radiation necrosis（放射線による壊死）

＊MAGIC DRという語呂合わせがある

- 脳の造影CTで周囲がリング状に造影される病変がある（ring enhancement）。これらの疾患の鑑別を行う。

Chapter 5

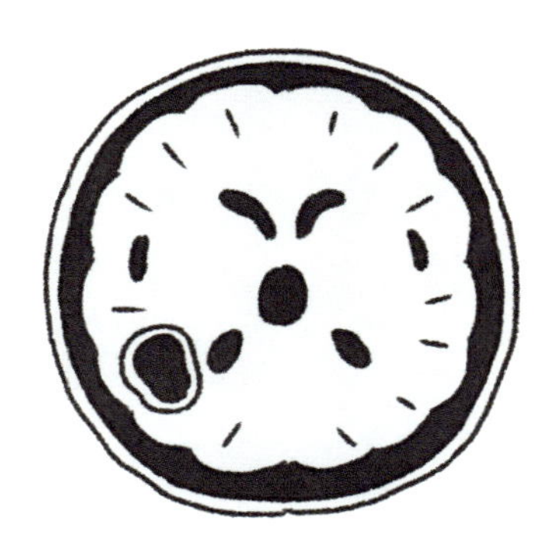

KeyWord 101

胃壁の肥厚

CHECK!

1. **メネトリエ病**
2. **ゾリンジャー＝エリソン症候群**
3. ***Helicobacter pylori*胃炎**
4. **浸潤性疾患：サルコイドーシス，好酸球性胃炎**
5. **胃癌**

- CT検査で胃壁の肥厚をみたときには上記の鑑別診断を考える。
- メネトリエ病では胃粘膜からタンパクが漏出し，低タンパク血症となる。心窩部痛，嘔気・嘔吐，体重減少，浮腫を起こす。小児ではサイトメガロウイルス感染症が原因となることがある。成人では原因は不明である。
- ゾリンジャーエリソン症候群は，ガストリンが過剰に産生され難治性の消化性潰瘍を起こす。

参考文献　Lalazar G et al. Unfolding the diagnosis. N Engl J Med.2014;370:1344-48.

column 17

多発する内臓動脈瘤

1. 線維筋性異形成
2. 膠原病：全身性エリテマトーデス
3. Segmental arterial mediolysis（SAM：分節性動脈中膜融解）
4. マルファン症候群
5. エーラス・ダンロス症候群

- まれではあるが内臓動脈瘤を起こし，そこから出血を起こす場合がある。結節性多発動脈炎も鑑別診断として挙げられるかもしれない。

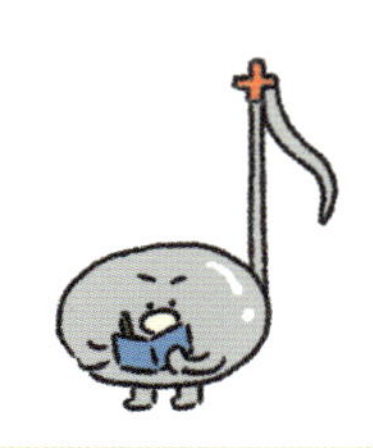

KeyWord 102

過凝固になりやすい悪性腫瘍

CHECK!

1. 胃癌
2. 食道癌
3. 肺癌
4. 膵臓癌
5. 腎細胞癌
6. 卵巣癌
7. 急性骨髄性白血病
8. 非ホジキン悪性リンパ腫

- 腺癌が過凝固となりやすい。頻度が多いのは上記である。
- 骨髄増殖性疾患，術後の長期臥床，ヘパリン誘発性血小板減少症および血栓症（HIT：heparin-induced thrombocytopenia），先天性凝固異常（プロトロンビン遺伝子変異，プロテインC欠損，プロテインS欠損，ATⅢ欠乏），抗リン脂質抗体症候群，経口避妊薬，妊娠，ネフローゼ症候群，炎症腸疾患も過凝固の誘引となる。

参考文献 Gibson CJ et al. Clinical problem-solving. Out of the blue. N Engl J Med. 2014；370（18）：1742-8.

KeyWord 103

日中の過剰な眠気

CHECK!

1. 睡眠不足
2. 睡眠時無呼吸症候群
3. Periodic limb movement disorder
4. ナルコレプシー
5. Kleine-Levin症候群
6. Shift work sleep disorder
7. ジェットラグ(時差ぼけ)
8. 甲状腺機能低下症
9. 肝硬変
10. うつ病
11. 薬剤

- Periodic limb movement disorderとは, 睡眠中に周期的に下肢が運動することで, 不眠となる疾患である。安静臥位で下肢がむずむずした感覚になることがある(restless legs syndrome)。腎不全, 鉄欠乏, 末梢神経障害, 抗うつ薬内服患者に多くみられる。
- Kleine-Levin症候群は, 周期性過眠症候群とも呼ばれ, 日本でも古くからこの疾患の症例報告がなされている。食事や排泄などは可能だが, 数日間にわたって, 強い眠りに襲われる。その間に異常な食欲や性欲の亢進をきたすことがある。若い男性に多く, 一種の睡眠障害と考えられている。

参考文献 American College of Physicians. MKSAP17. Pulmonary and Critical care medicine. 2015:56.

重要度順 キーワードリスト

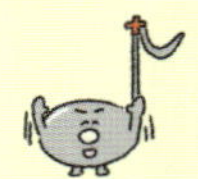

最重要 キーワード

重要 キーワード

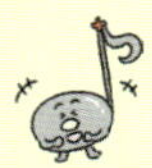

No	キーワード	ページ
4	多形滲出性紅斑	5
9	右下腹部痛	17
11	首下がり症候群	24
14	薬が原因の失神	29
16	せん妄の原因	33
17	認知症の原因疾患	34
20	心房細動の原因疾患	43
25	潜伏期10日以内の輸入感染症	49
27	眼瞼下垂	51
34	咽頭に所見がないのに，のどの痛みがひどい	62
35	紅皮症（erythroderma）	66
36	糖尿病性ケトアシードシスの誘因	67
48	発熱+リンパ節腫脹 （伝染性単核球症によく似た病態）	83
56	嗄声	95
57	手のしびれ	96
61	新しく出現した尿失禁	105
62	結節性紅斑の主な原因	106
64	クレアチンキナーゼ（CK）上昇	108
67	入院中の発熱	114
76	SIADHと思ったら考えるべき病態	124
81	吸収不良症候群	130
84	海綿静脈洞に発生する疾患	136
92	Small fiber neuropathy	148
96	顎のしびれ	157
98	後索障害	159

知っているとかっこいい キーワード

INDEX

【さ行】

【や行】

【ら行】

【欧文・数字】

著者紹介

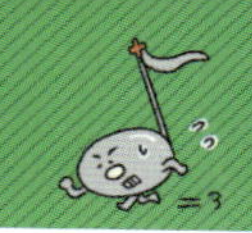

山中克郎（やまなか・かつお）

諏訪中央病院　総合内科／院長補佐

1985年……名古屋大学医学部卒業
名古屋掖済会病院 研修医

1987-1994年…名古屋大学大学院医学系研究科

1989-1993年…バージニア・メイソン研究所（アメリカ・シアトル）研究員

1995年……名城病院 内科

1998-2000年…国立名古屋病院 血液内科

1999-2000年…カリフォルニア大学サンフランシスコ校（UCSF）一般内科

2000年……国立名古屋病院 総合内科

2004年……国立病院機構名古屋医療センター総合診療科
（組織変更による）

2006年……藤田保健衛生大学 一般内科／救急総合診療部 准教授

2010年……藤田保健衛生大学 救急総合内科　教授

2014年……諏訪中央病院　総合内科

【趣味】ハイキング

玉井道裕（たまい・みちひろ）

諏訪中央病院 総合診療科

2010年……金沢医科大学医学部卒業
自治医科大学附属病院　研修医

2011年……相澤病院　研修医

2012年……諏訪中央病院　総合診療科

【趣味】野球，バドミントン

かんかんかんTO鑑別診断

キーワードから展開するカンタン診断術！

定価（本体2,000円＋税）

2018年8月20日　第1版第1刷発行

著　者　山中（やまなか）　克郎（かつお）
玉井（たまい）　道裕（みちひろ）

発行者　福村　直樹

発行所　金原出版株式会社

〒113-0034　東京都文京区湯島2-31-14

電話　編集　(03)3811-7162

　　　営業　(03)3811-7184

FAX　(03)3813-0288

振替口座　00120-4-151494

http://www.kanehara-shuppan.co.jp/

©2018

検印省略

Printed in Japan

ISBN 978-4-307-10191-2

印刷・製本／シナノ印刷

装丁・デザイン／KuwaDesign

イラスト／うえたに夫婦

JCOPY 〈出版者著作権管理機構 委託出版物〉

本書の無断複製は著作権法上での例外を除き禁じられています。複製される場合は，そのつど事前に，出版者著作権管理機構（電話 03-3513-6969，FAX 03-3513-6979，e-mail:info@jcopy.or.jp）の許諾を得てください。

小社は捺印または貼付紙をもって定価を変更致しません。

乱丁，落丁のものはお買上げ書店または小社にてお取り替え致します。